Schizophrenia の分子病態
――内在性 D-セリンおよび発達依存的発現制御を受ける遺伝子の意義――

著

西 川 　 徹

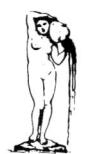

星 和 書 店

Seiwa Shoten Publishers

2-5 Kamitakaido 1-Chome
Suginamiku Tokyo 168-0074, Japan

Molecular Biology of Schizophrenia
—— Implications of Endogenous D-Serine and
Developmentally Regulated Genes ——

by

Toru Nishikawa, M.D., Ph.D.

© *2004 by Seiwa Shoten Publishers*

序

　本書は，2002年4月に行われた第1回 Schizophrenia 研究会における西川徹先生の講演をもとにしている。すでに「臨床精神薬理」誌第6巻12号（2003年12月刊行）に発表されているが，読者からの評判が高く，このたび単行本として装いも新たに刊行されることになった。単行本化に際し，西川先生にはさらに手を入れて本書を仕上げていただいた。

　さて，統合失調症を研究している方々の集まりというのは，本当に不思議なことに日本では今までなかった。外国では毎年国際学会が開かれているのに日本では研究者の集まりも少人数の集まりもないので，じっくり話し合う機会をもちたいという御意見をよく耳にした。そこで倉知正佳先生，丹羽真一先生，西川徹先生など幹事の先生方とご相談し，幸い，自由にアカデミックな議論のみをする場をサポートしていただけるとの寛容な住友製薬のご好意にも出会い，第1回の Schizophrenia 研究会が発足した次第である。

　西川先生のお仕事は，ご承知のように非常にインパクトのあるものなので，第1回はぜひ西川先生のお話を伺って，じっくり議論をする機会を設けたいと思った。その期待が十分果たされていることは，本書をお読みいただければお分かりいただけると思う。

　統合失調症研究というと，わが国では臺弘先生や大月三郎先生・佐藤光源先生，さらに融道男先生らが脈々と築かれた高い峰がある。これらの先生方から見ても質的な飛躍があった，というところまで達するのがわが国で統合失調症を研究している者の目標とすべき地平であろう。この峰を越えるような研究は統合失調症研究を国際的にも十分リードできるものである。西川先生のお仕事は，そのようなわが国が誇る研究成果の1つである。遠くない未来，統合失調症の治療に大きく貢献するはずである。

　本研究会が統合失調症研究者の集いの核になっていくことを願って，また本書が多くの研究者に示唆するところ大なるを願って，序の言葉としたい。

三重大学精神神経科学
岡崎祐士

目 次

序……………………………………………………………………………岡崎　祐士…iii

Schizophrenia の分子病態─内在性 D-セリンおよび発達依存的発現制御を受ける遺伝子の意義─……………………………………西川　徹…1

 はじめに　1

 Ⅰ．薬理学的に見た統合失調症状の特徴　1

 Ⅱ．内在性 D-セリンと統合失調症　3

  1．NMDA 受容体を標的とした難治性統合失調症状の治療法開発　3

  2．脳の内在性 D-セリン　6

 Ⅲ．発達依存的に中枢刺激薬への応答性を獲得する遺伝子と統合失調症　15

  1．統合失調症への発達薬理学的アプローチ　16

  2．統合失調症様異常発現薬に応答する脳の情報処理システム　18

  3．統合失調症様異常発現薬による脳の情報処理変化の生後発達　19

  4．統合失調症様異常発現薬に発達依存的応答変化を示す分子の探索　21

  5．発達薬理学的戦略の展望　25

 おわりに　26

Discussion ………………………………………………………………………………27

Schizophrenia の分子病態
——内在性 D-セリンおよび発達依存的発現制御を受ける遺伝子の意義——

はじめに

今日は統合失調症の分子病態へのアプローチについて，2つの観点に絞ってお話しします。副題にありますように，1つは内在性の D-セリン，それからもう1つは発達依存的に脳の中で統合失調症とよく似た症状を起こす薬物への反応性を獲得してくる分子群で，いずれも私たちの研究グループが最近見出したものですが，統合失調症にどういう意義をもつのかを考えていきたいと思います。

統合失調症の分子病態に関しては，①ヒトゲノムを対象とした分子遺伝学的研究，②死後脳，脳脊髄液，血液などの生化学的・分子生物学的研究，③向精神薬の作用をもとにした動物モデルにおける薬理学的研究，④遺伝子操作動物を用いた研究などが進められていますが，私たちの研究は，臨床薬理学的知見にもとづいた③を出発点として，他の領域の研究を組み合わせた総合的アプローチを試みています。最終的には，(a) 抗精神病薬が効かない難治性の統合失調症状の治療薬を開発することと，(b) 発症や再発を未然に予防する手段を手にいれることを目指しています。そこで，初めに統合失調症状の発現機序の臨床薬理学的理解についてまとめておきたいと思います。その後，本日お話しする2種類の分子それぞれについて，重要であると考えた根拠とこれまでに得られた研究結果をご紹介したいと考えております。

I．薬理学的に見た統合失調症状の特徴

統合失調症とよく似た症状を起こす薬物は主に2種類のグループが知られています。ひとつは N-メチル-D-アスパラギン酸型グルタミン酸受容体（NMDA 受容体）を遮断する薬物群で，最も有名なのは phencyclidine（PCP）です。もう一群は，臺弘先生，佐藤光源先生が永年研究されて来られたドーパミンのアゴニスト（作動薬）です。

Amphetamine 類（amphetamine, methamphetamine：MAP）などのいわゆる覚せい剤），cocaine などのドーパミン作動薬は，統合失調症と区別が難しい幻覚・妄想状態を発現させ，陰性症状が目立つ異常を引き起こすことは少ないと言われています。この陽性症状は，D_2 ドーパミン受容体遮断作用を主体とする定型抗精神病薬によって改善します（図1）。こうした所見が，統合失調症患者において抗精神病薬の幻覚・妄想状態を改善する作用が D_2 受容体遮断力価と正の相関をもつことや，一群の統合失調症患者では健常者に比べてドーパミン作動薬が精神症状を引き起こしやすいこと等とともに，「統合失調症のドーパミン伝達過剰仮説」の根拠になっているのはご承知の通りです。これに対して NMDA 受容体を遮断する薬物を使用したヒトでは，陽性・陰性双方の統合失調症様症状が現れ，定型抗精神病薬による治療に抵抗性を示すことが報告されています。NMDA 受

平成14年4月12日，埼玉にて開催．
Molecular mechanisms of schizophrenia: Possible involvement of brain D-serine related and developmentally-regulated molecules.

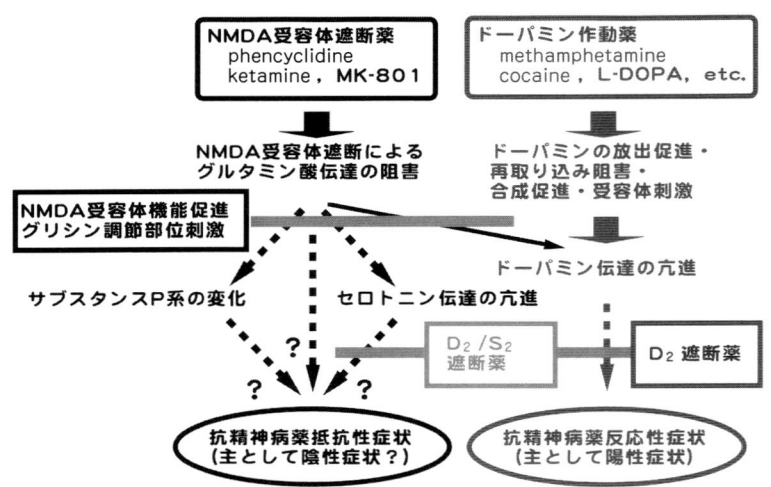

図1　薬理学的に見た統合失調症状の発現機序（仮説）

容体遮断薬はグルタミン酸伝達を抑制するわけですので，「統合失調症のグルタミン酸伝達低下仮説」を臨床薬理学的に支えていることになります。

　ここで，ドーパミン作動薬と NMDA 受容体遮断薬が引き起こす病態の間に何か関係があるのかという疑問が生じます。私たちは，PCP 投与ラット脳のドーパミン代謝が，大脳皮質や側坐核などでは亢進するのに（大脳皮質での変化の方が大きい），線条体では変化し難いという違いが従来より指摘されてきたことに注目しました。ラットを使った実験を行い，少なくとも前頭葉皮質においては NMDA 受容体が遮断されるとドーパミン伝達が過剰になることを証明し，この異常が陽性症状の発現に関与する可能性を示唆しました。さらに他の研究グループは，NMDA 受容体機能が低下すると，おそらくそれによって興奮性に制御されている GABA ニューロンの活動性が減弱し，結果として GABA ニューロンが抑制しているドーパミンニューロンの活動性が増大することを実験的に示しています。つまり，NMDA 受容体遮断薬とドーパミン作動薬の双方に共通して，統合失調症様の陽性症状が生じるメカニズムは，少なくとも大脳皮質の神経回路の特徴によって説明しうることがわかります。

　一方，これらの統合失調症様異常発現薬の作用から抗精神病薬の臨床効果を考えてみます。D_2 受容体遮断が主作用の定型抗精神病薬は，ドーパミン伝達の過剰と関連した陽性症状を改善します。最近登場した非定型抗精神病薬は，S_2 セロトニン受容体遮断作用が D_2 遮断作用に比べ相対的に高い特徴をもち，陽性症状に加えて陰性症状の一部も改善します。NMDA 受容体遮断薬は線条体や大脳皮質において，セロトニンの細胞外液中への放出を増加させるので，S_2 遮断作用はこのセロトニン伝達亢進を調節することによって陰性症状の部分的改善効果を発揮している可能性があります（図1）。セロトニン系とドーパミン系の間には相互作用があるため，D_2/S_2 受容体親和性比も陰性症状への治療効果に重要な意味をもつことが予想されます。しかし，たとえばサブスタンス P 系のように，NMDA 受容体遮断薬のドーパミン伝達系以外のシステムへの作用は他にもあることが確認されているので，これらの系の異常も同時に改善する薬物でないと，陰性症状を十分抑制する作用は望めません。

　このように，ドーパミン作動薬と NMDA 受容体遮断薬によって生じる脳内の異常から，一群の統合失調症における陽性・陰性症状と既存の抗精神病薬の治療効果の発現機序を推測することができそうです。また，統合失調症の「ドーパミン伝達過剰仮説」と「グルタミン酸伝達低下仮説」は

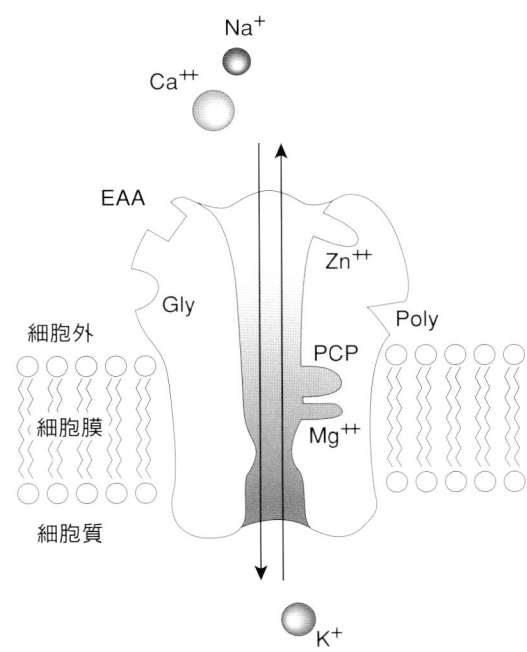

図2　NMDA受容体イオンチャンネル
　　EAA, 興奮性アミノ酸結合部位；Gly, グリシン調節部位；Mg^{++}, マグネシウム結合部位；PCP, PCP結合部位；Poly, ポリアミン結合部位；Zn^{++}, 亜鉛結合部位。

互いに矛盾するものではないと言えます。

II. 内在性D-セリンと統合失調症

1. NMDA受容体を標的とした難治性統合失調症状の治療法開発

　私は，PCPが強力なNMDA受容体遮断作用をもつことが報告されて以来，非常に単純ですけれども，統合失調症様異常発現薬と既存の抗精神病薬の薬理作用と症状との関係を図1のように仮定し，NMDA受容体機能を促進する物質が，陰性症状を中心とした難治性統合失調症状を改善することに加え，ドーパミン伝達抑制によって陽性症状改善作用を併せ持つことを期待できるのではないかと考えるようになりました。NMDA受容体はイオンチャンネルにカップルしたタイプの受容体で，たくさんの調節部位を持っています（図2）。NMDA受容体シグナルを促進する物質の標的として選んだのは，このうちグリシン調節部位です。その理由は，グルタミン酸が結合する部位を直接刺激すると，過剰な場合に細胞死が誘発されたり個体レベルではけいれんが起こり，治療薬としては問題がありますが，グリシン調節部位の刺激では，NMDA受容体作動薬の作用は増強するが，今お話ししたような大きな障害は引き起こされないからです。グリシン調節部位の刺激は，それ自体は神経伝達を生じませんが，グルタミン酸結合部位の作動薬が作用を発揮するためには必要条件となるので，グリシン調節部位の作動薬を特に「コ・アゴニスト」と呼びます。

　図3は国立精神・神経センター神経研究所疾病研究第4部和田圭司先生の研究グループとの共同研究の結果ですが，アフリカツメガエルの卵母細胞に発現させたNMDA受容体（cDNAは東京大学薬理学の三品昌美先生から提供していただいた）をグルタミン単独で刺激した時より，グリシン調節部位の作動薬であるグリシンやD-セリン（データは示していないがD-アラニンにも同様の作用がある）が存在している条件の方が，NMDA受容体チャンネルのシグナル（電流）がはるかに大きいことがおわかりになると思います。ここで注目していただきたいのは，グリシンには立体異性体がありませんが，セリンやアラニンにはD体とL体という立体異性体があって，L体の方はほとんどNMDA受容体機能促進効果がないという点です。この特徴を利用すると，実験を進める場合に，NMDAの受容体を介した効果かどうかを知るのに非常に役に立ちますので，私たちはD体・L体があるセリンとアラニンを用いました。さらに，後で誤りであったことがわかるのですが，D-セリンのようなD-アミノ酸は内在性の物質ではないというのが定説でしたから，グリシンのように生体内に分解系がある内在性物質より，「非内在性物質」のD-セリンやD-アラニンの方が分解を受けにくく，強い作用が期待できる点もD-アミノ酸を用いた理由です。

　実験では，統合失調症のモデルとしてPCPを急性投与したラットを使いました。セリンやアラニンは，極性が高く血液脳関門を通りにくいため，ラットの脳室内に直接注入してみました。

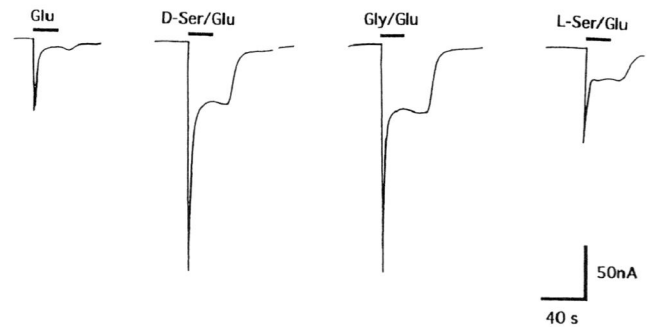

図3 グリシンおよびD-セリンによるNMDA受容体電流の増強
アフリカツメガエルの卵母細胞に発現させたヘテロメリックNMDA受容体（サブユニットε2とζ1の組み合わせ）における検討結果を示す。Glu, グルタミン酸；D-Ser, D-serine；Gly, glycine；L-Ser, L-serine.

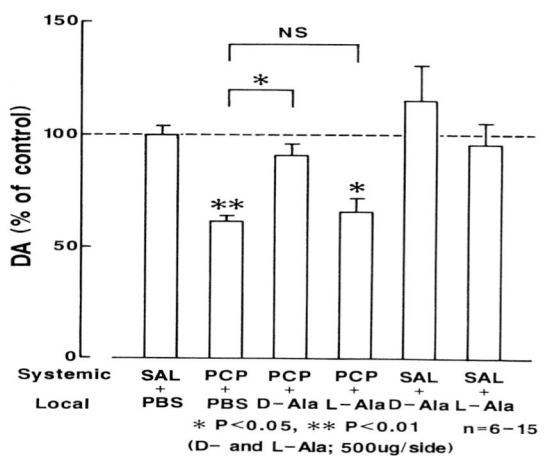

図4 PhencyclidineによるNMDA受容体機能促進剤の効果
Phencyclidine投与後（10mg/kg, 腹腔内注射）に生じるドーパミン消費増加を指標にした検討結果を示す。Ala, Alanine；PCP, phencyclidine；SAL, Saline；PBS, Phosphate buffered saline；$*P<0.05$, $**P<0.01$, SAL+PBS群に対する有意差または線で結んだ2群間の有意差。

まず、陽性症状に対する効果ですが、前頭葉のドーパミン伝達の過剰を指標に評価することにしました。図4は、前頭葉のドーパミン消費への影響を検討した結果で、値が低いほど伝達が過剰なことを表しています。期待通り、PCPによって盛んになったドーパミン消費をD-アラニンがほぼ完全に補正しています。これに対してNMDA受容体に作用が非常に弱いL体のアラニンはほとんど効果がありません。したがって、NMDA受容体グリシン調節部位の刺激は、現在の抗精神病薬と同様の抗ドーパミン作用は発揮してくれそうです。

次に、陰性症状のような抗精神病薬抵抗性症状に対する改善効果は、確立された生化学的な指標がありませんでしたので、抗精神病薬では改善されないPCP投与後の異常行動を観察することにしました。指標とした異常行動には、チョコチョコと歩き回る移所運動量増加、無目的で単純な動作を繰り返す常同行動などが含まれます。移所運動量増加に対するD-アミノ酸の影響を例にご説明しますと、図5のように、完全ではないのですが、D-セリンやD-アラニンによってかなり抑制されました。常同行動に対しても同様の抑制が認められました。ここにお示ししていませんが、他の研究者が従来の抗精神病薬、たとえばhaloperidolの抗PCP作用は非常に弱いことを報告していますので、これらの抗PCP作用は、難治性症状に対してもある程度治療に役に立つのではないかと淡い期待を抱いたわけです。

D-セリンおよびD-アラニンの抗PCP効果は、NMDA受容体のグリシン調節部位の選択的

拮抗薬であるジクロロキヌレン酸や7クロロキヌレン酸を予め脳室内に注入しておくことによって減弱しました。したがって，抗PCP作用にはグリシン調節部位の刺激が重要なことが確認され，この部位を刺激する薬物を，陰性・陽性双方の作用に改善効果を示す新しい抗精神病薬として応用する可能性を提唱しました。ほぼ同じ時期に，米国のContreras博士らもD-セリンの抗PCP作用と，統合失調症治療薬としての応用について発表しています。

その後，NMDA受容体グリシン調節部位を刺激する薬物が，実際に臨床で役立つことが明らかになってきています。表1に挙げたグリシン，D-サイクロセリン，それからD-セリンは，今まで実際に統合失調症患者の方々に投与されたことのあるグリシン調節部位作動薬です。この中のD-サイクロセリンは古くから抗結核薬として使われている薬物で，グリシンとD-セリンとは対照的に，血液脳関門を容易に透過します。すべての研究結果が一致しているわけではありませんが，抗精神病薬と併用投与したところ，抗精神病薬に抵抗していた症状が良くなったという報告が多数出されています。D-セリンの臨床効果については，Coyle博士らが1998年に初めて発表しました。既存の抗精神病薬を服用していて，難治性症状が残存している状態の31名の統合失調症の患者さんを対象に，クロスオーバー二重盲検試験を行ったもので，陰性症状のスコアやウィスコンシンカードソーティングテストなどによって検討した認知機能障害が改善したと報告しています。興味深いことに，陽性症状のスコアも減少しています。ただ，グリシンやD-セリンは血液脳関門を透過し難いので大量に服用しなければならないこと，グリシンは抑制性グリシン受容体にも作用するためNMDA受容体への選択的な効果を期待できないこと，D-セリンは腎臓に対する毒性が否定されていないこと，D-サイクロセリンは

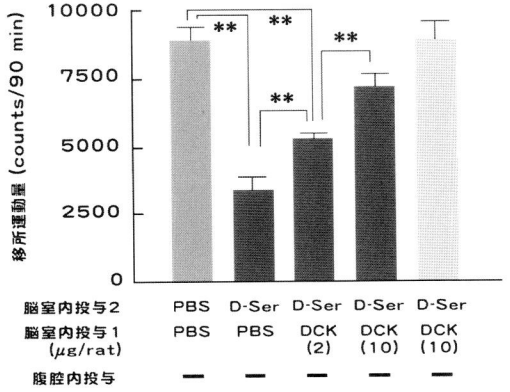

図5　Phencyclidineによる異常行動に対するNMDA受容体機能促進剤の効果
Phencyclidine投与後（10mg/kg，腹腔内注射）に生じる移所運動量増加を指標にした検討結果を示す。D-Ser, D-Serine；DCK, 5, 7-dichlorokynurenate；＊＊P＜0.01，線で結んだ2群間の有意差。

表1　抗精神病効果が臨床的に検討されているNMDAグリシン調節部位アゴニスト

アゴニスト（1日用量）	アゴニストとしての性質	選択性	脳への移行	副作用
グリシン（30～60g）	Full agonist	非選択的	低い	けいれん閾値低下？
D-サイクロセリン（50mg）	Partial agonist（治療用量域が狭い）	非選択的	高い	精神症状
D-セリン（2.1g）	Full agonist	選択的	低い	腎毒性？
グリシントランスポーター阻害薬＊（10mg/kg）	Full agonist 高力価	非選択的？	高い	けいれん閾値低下？

＊は前臨床段階

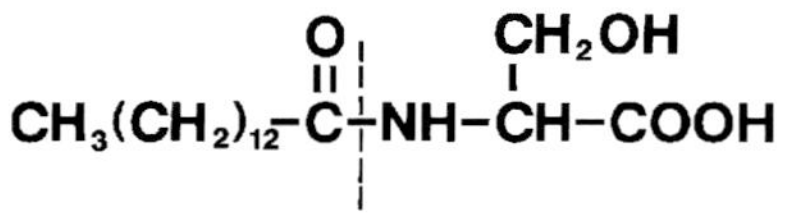

図6 N-ミリストイル D-セリンの化学構造

NMDA受容体グリシン調節部位に対して部分的作動薬として作用するので，治療用量が狭く設定が難しいことなどの問題があり，グリシン調節部位を刺激する優れた治療薬があるとは言えない状況です。

私は動物実験を始めた当初から，脳へ移行しやすいグリシン調節部位刺激薬を考える必要があると感じ，日本油脂の日比野英彦博士に相談したところ，D-セリンやD-アラニンにミリスチン酸を結合させた化合物のN-ミリストイル D-セリン（図6）とN-ミリストイル D-アラニンを考案して下さいました。これらの化合物を脳室内ではなく腹腔内（末梢性）に投与しておくと，PCPによる異常行動が抑制されることがわかりました。さらに，この抑制効果はD-セリンの抗PCP作用と同様に，NMDA受容体グリシン調節部位の拮抗薬である7クロロキヌレン酸で減弱することから，グリシン調節部位を介して発揮されていることが示唆されました。N-ミリストイル化されたD-セリンとD-アラニンは，臨床応用も期待されたのですが，界面活性の高い物質のためかラットでは容易に肝障害を引き起こし，断念せざるを得ませんでした。ところが，これらの実験がきっかけになって思いもよらない脳内物質に巡りあうことになりました。

2．脳の内在性D-セリン
1）脳の内在性D-セリンの検出

N-ミリストイル D-セリンやN-ミリストイル D-アラニンは，グリシン調節部位に直接結合する活性をもたないことがわかりましたので，抗PCP効果が得られた実験の結果は，これらの物質が脳に移行した後にエステル結合が分解されて，遊離型のD-セリンやD-アラニンが生じる可能性を示唆しています。また，脳室内に注入したD-アミノ酸の動態も知る必要があります。そこで，ガスクロマトグラフィー質量分析（gas chromatography-mass spectrometry：GC/MS）法などでD・L体を分離して定量できないかについて，国立精神・神経センター神経研究所診断研究部におられた林時司先生（故人）にご教示をお願いしました。林先生は，高速液体クロマトグラフィー（high-performance liquid chromatography：HPLC）による分離・定量法を検討して下さったのですが，D-アミノ酸やその化合物で処置していないラット脳のサンプルを測定したところ，D-セリンの標準物質と同じ位置に，脳内物質のピークが出現しました。この後，D-アミノ酸の研究を進めておられた筑波大学の藤井紀子先生（現，京都大学）のご指導で，キラルアミノ酸を分離できるガスクロマトグラフィー（gas chromatography：GC）法を用いて無処置ラットの脳のアミノ酸分析を行っても，やはり内在性D-セリンの存在が疑われました。D-セリン以外の物質のピークがたまたまD-セリンの位置に検出された可能性も否定できませんでしたので，再び林先生にご指導をお願いしてGC/MSで質量分析を行ってみると，GCで観察されたピークはD-セリンであることが確認できました。成熟したラットの脳ではD-セリン以外のD-アミノ酸はほとんど検出されませんでしたので，D-セリンは例外的なD-アミノ酸のようでした。

哺乳類の組織では，遊離のタイプでも蛋白質を構成するタイプでも，D体のアミノ酸が発達の一時期や老年期に検出されることはあっても，恒常的に高い濃度を保つことはないというのが定説でしたので，成熟したラットの脳でD-セリンが検出されたということは，この定説に反することになります。しかも，抗PCP作用や抗統合失調症作用を発揮するD-セリンが私たち哺乳類の脳にもともと備わっているということは，内在性D-セリンはそもそも精神活動や行動のような高次脳機能の制御に非常に重要な役割を担っていて，これが異常になると病気になることも考えられるわけです。すなわち，統合失調症の病態に関与しており，内在性D-セリンのシグナルを調節する薬物が統合失調症の治療に貢献する可能性があります。こうして，私たちは脳の内在性D-セリンに

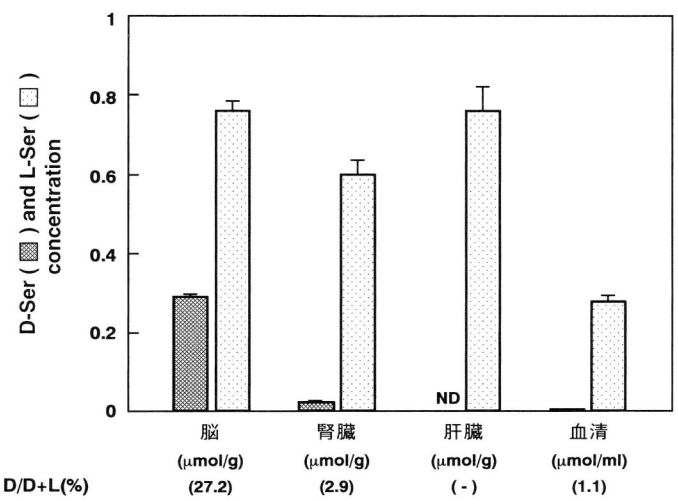

図7　ラットにおける遊離型 D-セリンの体内分布：L-セリンとの比較
D-Ser, D-serine；L-Ser, L-serine.

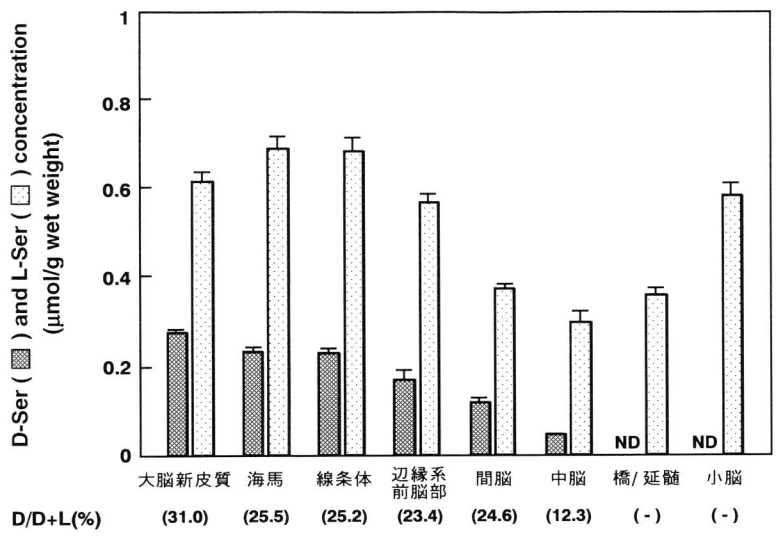

図8　ラット脳における遊離型 D-セリンの分布：L-セリンとの比較
D-Ser, D-serine；L-Ser, L-serine.

遭遇し詳細に研究を進めるようになりました．

2）内在性 D-セリンと NMDA 受容体

はじめに，内在性 D-セリンが体の中でどんなふうに分布しているかを成熟ラットで調べてみますと，脳で濃度が高く，末梢には非常に低いという明らかなコントラストが見られました（図7）．L-セリンやグリシンをはじめとする他の内在性のアミノ酸は，脳と末梢組織の双方で高い濃度に維持され，これほど極端な濃度差を示しません．さらに脳内でも D-セリンの分布は不均一で，大脳皮質や海馬，線条体あるいは辺縁系前脳部などの高次機能に関係する部位で最も組織中濃度が高く，視床，視床下部，中脳と，脳の後方になるにしたがって低くなり，橋・延髄・小脳・脊

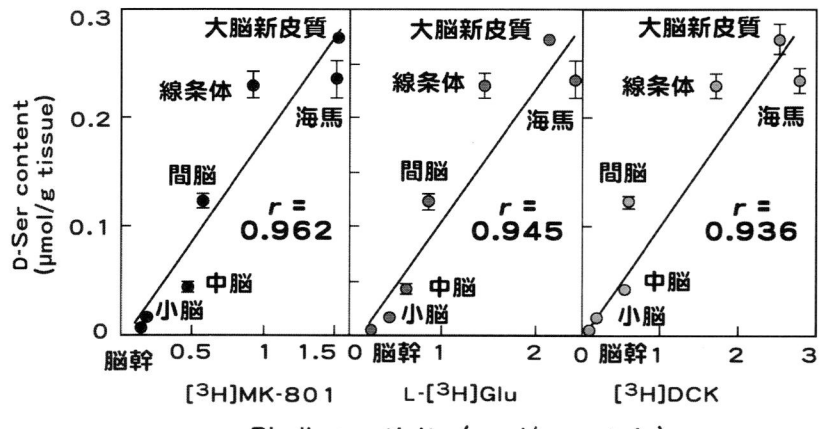

図9　ラット脳における D-セリンと NMDA 受容体各調節部位の分布の関係
縦軸は D-セリン濃度，横軸は各リガンドの結合活性（単位あたりの結合部位数を反映）を示す：D-Ser, D-serine；[³H] MK-801，フェンサイクリジン結合部位への [³H] MK-801結合活性；L-[³H] Glu，グルタミン酸結合部位への L-[³H] グルタミン酸結合活性；[³H] DCK，グリシン結合部位への [³H] 5, 7-dichlorokynurenate 結合活性．

髄ではほとんど検出できないレベルしかないことがわかりました（図8）．他のアミノ酸では，たとえばグリシンの脳内濃度のように，ある程度の部位差が認められる場合もありますが（後脳の方が前脳より高い），D-セリンほど顕著な例はありません．

D-セリンは NMDA 受容体グリシン調節部位に選択的な作用を及ぼすとお話ししましたが，私は D-セリンのこのような特徴的な脳内分布が NMDA 受容体の分布とよく似ているのではないかと考え，両者を比較してみることにしました．摂南大学におられた米田幸雄先生（現，金沢大学）の研究グループが測定された，NMDA 受容体のグルタミン酸結合部位，グリシン調節部位および PCP 結合部位のデータと，GC や HPLC で定量した D-セリン濃度を，脳の部位毎にプロットしてみると，確かに D-セリン濃度が高い脳部位は NMDA 受容体の3種の結合部位数が多く，D-セリンが少ないところは NMDA 受容体も少ないことがわかりました．両者の間には，図9のような1に近い正の相関関係が認められます．この事実から，予想した通り，D-セリンは NMDA 受容体の内在性調節因子のひとつであることが強く示唆されました．

さらに，このような D-セリンの分布が NMDA 受容体の R2B（ε2）サブユニットに酷似していることに気づきましたので，D-セリンは R2B（ε2）サブユニットを含む NMDA 受容体に選択的作用をもつ可能性を検討してみることにしました．NR1 と NR2A, NR2B, NR2C, NR2D のいずれかを組み合わせたヘテロメリックな NMDA 受容体を，アフリカツメガエルの卵母細胞に発現させたところ，D-セリンはどの組み合わせにも強力な作用を及ぼし，期待通りの結果は得られませんでした．ただ，グリシン調節部位への効果は，以前から内在性リガンドと考えられてきたグリシン自体よりも，D-セリンの方がやや高いことがわかりました．

一方，大脳新皮質と小脳において，生後発達に伴う D-セリン濃度の変化を調べてみましたが，大脳新皮質では生後3週頃に出生直後の約3倍になり，成熟期を通じてほぼ一定のレベルを保つ（加齢にしたがって少しずつ減少傾向を示す）のに対して，小脳では，出生直後は大脳新皮質と同等の濃度が認められ，生後7日頃には大脳新皮質の2倍程度にまで増加しますが，3週以降は急速

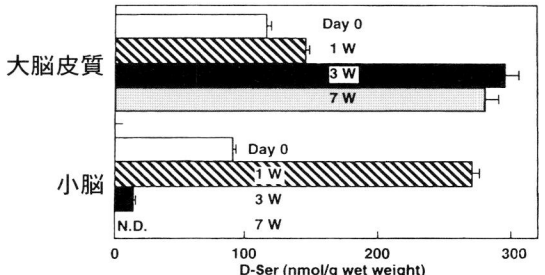

図10 ラットの大脳皮質および小脳におけるD-セリン濃度の発達による変化
Day 0 は出生日，W は生後週齢を示す。D-Ser, D-serine.

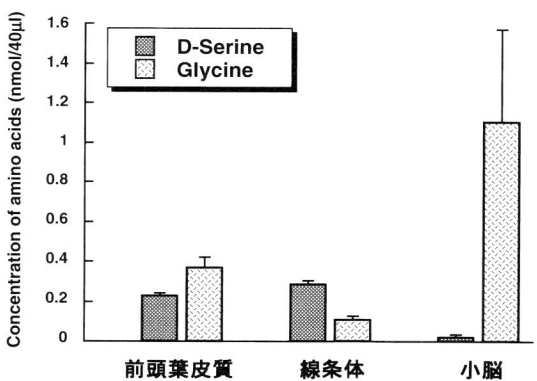

図11 ラットの各脳部位における細胞外D-セリンおよびグリシン濃度
In vivo dialysis による測定結果を示す。

に減少して成熟期になるとほとんど検出されなくなります（図10）。これらの生後変化のパターンも，R2B（ε2）サブユニットと酷似していました。

その後，内在性D-セリンの存在は他の研究グループによっても確認されました。その中で，アメリカ Johns Hopkins 大学の Snyder 博士らは，D体のセリンに対する抗体を作ることに成功し，免疫組織化学を使って，D-セリンとNMDA受容体が互いに類似した分布を示すという私たちの生化学的解析結果を追認しました。

まとめますと，内在性のD-セリンが検出され，脳に選択的でNMDA受容体R2B（ε2）サブユニットと同様の分布と発達による著しい変化を示すことが明らかになりました。D-セリンはNMDA受容体を介するシナプス伝達に重要であるとしますと，新たな神経伝達物質の可能性もあります。

3）内在性D-セリンの代謝と機能のメカニズム

D体のセリンのレベルを既によく知られている神経伝達物質と，線条体で比較してみますと，GABAより低くアセチルコリンやドーパミンよりも高いところに位置していることがわかってきました。一方，脳内の分布から予想したように，本当にNMDA受容体を調節しているとするとD体のセリンは細胞の外に出ているはずです。これは臨床的にも非常に大事な点で，細胞外に放出されていることが証明されれば，このシグナルを人工的に調整する薬物を創ることによって，新しいタイプの精神疾患の治療薬ができる期待が持てます。

そこで，in vivo dialysis という方法で脳の中で細胞の外に出てくるアミノ酸を測定してみました。確かにD体のセリンも，前頭葉（frontal cortex），線条体，小脳など脳部位で，グルタミン酸やグリシンのように神経伝達物質として確立されているアミノ酸とともに，細胞外液の中に存在が証明されました。細胞外液中の濃度の分布は，脳組織中の分布とよく一致していて，前頭葉や線条体では多く，小脳ではないわけではありませんが非常に少ないことがわかりました（図11）。前頭葉ではグリシンに匹敵する濃度が見られ，線条体ではグリシンより高いことが注目されます（図11）。

そうしますと，細胞外液中のD-セリンはどこからやって来るのかが，次の重要な問いになります。神経から放出され，神経インパルスによってコントロールされていれば，神経伝達物質の可能性が高くなってきます。この問いに答えるため，前頭葉皮質でdialysisチューブを通して脱分極刺激を試みました。すると，グルタミン酸やグリシンは従来の報告通り，急速に細胞外液中濃度が高まり，神経インパルスの増加によって放出が促進されたことが明らかになりましたが，細胞外のD-セリンは増えるどころか却って減ってしまうという奇妙なプロファイルを見せました（図12）。

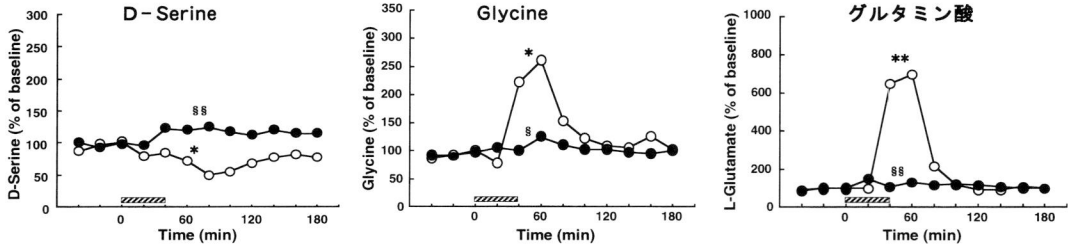

図12　ラット前頭葉皮質の細胞外液中D-セリンまたはL-セリン，グリシンおよびグルタミン酸濃度に対する脱分極剤ベラトリンの影響
D-セリン（D-serine）に対するベラトリン（○）の効果は，グリシン（glycine：Gly）およびグルタミン酸に対する効果と著しく異なるが，双方とも神経インパルス遮断薬tetrodotoxin（TTX）（●）によって抑制される：○，ベラトリン灌流；●，ベラトリン＋TTX灌流；＊P＜0.05，＊＊P＜0.01，人工脳脊髄液灌流群（データ省略）vs. ベラトリン灌流群；§P＜0.05，§§P＜0.01，ベラトリン＋TTX灌流群vs. ベラトリン灌流群；グラフは平均値のみを示している。

　どうもD体のセリンは，神経のインパルスに依存して細胞外に出てくるものではなさそうです。tetrodotoxinで神経インパルスを止めたり，一般に神経伝達物質の放出に要求される細胞外液中のカルシウムをキレートしてしまっても，D-セリンの放出は減少せず，反対に少し上昇することもわかりました。これらの結果だけでは結論をくだせませんが，神経以外――つまりグリア細胞から何らかのキャリア（担体）蛋白によって細胞外へ遊離されているのだろうと想像しています。いずれにしても細胞外で神経の情報を調節するシグナルとして働いているとしますと，これを回収するシステムが存在するはずです。この可能性を放射性ラベルしたD-セリンの脳組織への取り込みの活性で調べてみたのですが，確かに脳には非常に高いD-セリン取り込み活性が検出されました（図13）。この活性は，D-セリンと同じく末梢組織にはほとんどありませんでした（図13）。実際，他の研究者によってD-セリンが培養グリア細胞に取り込まれ，放出されることを示唆する所見が発表されています。

　それでは，このように脳の細胞に存在し，細胞外で機能するD-セリンはどうやって供給されるのかが，次の疑問となります。私たちのデータは，少なくとも脳の中でD-セリンを合成し，その濃度を制御するシステムが存在することを強く示唆しています。ちょっと耳慣れない方もおられ

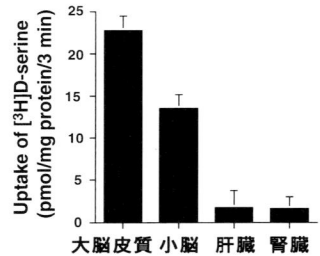

図13　ラット各組織における［³H］D-セリンの取り込み活性
各組織からP2分画を調整して温度依存性の［³H］D-セリン蓄積を測定した。

るかと思うのですが，非ケトーシス型高グリシン血症という非常に悲惨な病気があります。多くの患者さんが生後まもなく亡くなってしまうのですが，この非ケトーシス型高グリシン血症では，グリシンを分解する主要な酵素であるグリシン開裂酵素の活性を欠いています。グリシンは構造的にセリンに類似しており，L-セリンとグリシンの代謝は相互に関係が深いので，本症の専門家で東北大学におられた多田啓也先生（NTT東北病院）にお願いして，本症でD-セリンがグリシン代謝異常の影響を受けていないかを調べてみました。そうしますと確かにこの病気で亡くなられた患者さんの大脳新皮質ではグリシン代謝酵素がないためグリシン量が著しく増えていますが，D-セリンが極端に減っていることがわかりました

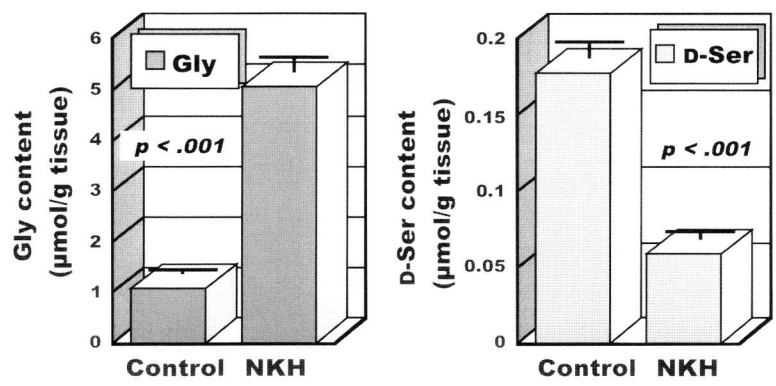

図14 非ケトーシス型高グリシン血症患者死後脳大脳皮質におけるグリシンおよびD-セリン濃度
Gly, glycine；D-Ser, D-serine；NKH, non-ketotic hyperglycinemia；有意差はそれぞれの対照群との比較を示す。

（図14）。脳の中のD-セリン濃度は何らかの調節を受けているらしいことがはっきりしてきたわけです（図14）。

この変化が，グリシン開裂酵素活性が欠如しているためか，グリシン濃度の上昇によるためかを知るため，グリシン開裂酵素を阻害するシステアミンを動物に注射してみますと，非ケトーシス型高グリシン血症の患者さんとよく似た現象が起こり，大脳新皮質でグリシン濃度の増加とD-セリン濃度の低下が認められました。グリシンを投与して脳内のグリシンを高めるとD-セリンは増加しましたので，増加したグリシンの二次的影響ではないことがわかりました。L-セリンと同じように，D-セリンの代謝もグリシン代謝と深く関係していそうです。

さらに，L体のセリンからD-セリンが合成される可能性についても検討しました。L体のセリンを末梢から投与した幼若期ラットの大脳新皮質では，L-セリンが著明に増加しますが，このとき，D体のセリンの濃度は2倍程度に上昇しました（図15）。逆に，D体のセリンを投与して脳内のD-セリン濃度を高めた状態では，大脳新皮質のL-セリン濃度が2倍くらいに上がります（図16）。ところが，グリシンやその他のアミノ酸の濃度はあまり変わらない。これらの結果から，おそらくD体とL体のセリンの間に相互転換が起

こっていて，ラセマーゼのような酵素があるのではないかと言えそうです。Snyder博士らの研究グループは，セリンラセマーゼ遺伝子をクローニングしたと報告していますが，細菌のラセマーゼに比較して活性が非常に低く，最終的な証明（ノックアウトマウスでD-セリンが合成されないなど）には到達していないようです。

分解系については，D-アミノ酸酸化酵素が生理的に脳内のD-セリンに作用する候補のひとつと考えられています。この酵素は，哺乳類の組織でD-アミノ酸の存在が指摘される以前から知られており，外来性の不要なD-アミノ酸を除去するのではないかと想定されてきました。D-セリンはD-アミノ酸酸化酵素に対して，D-アラニンに次いで低いミカエリス定数を示すことから，本酵素の生理的基質になっている可能性があります。ただ不思議なのは，各脳部位でD-セリンの濃度とD-アミノ酸酸化酵素の活性とは逆相関することで，D-セリンの濃度差を形成するのに関与する意味があるのかもしれませんが，一般的な酵素と基質との関係ではありません。D-セリンが豊富な大脳皮質ではD-アミノ酸酸化酵素活性は非常に低いので，シナプス調節に関わるD-セリンは他の未知の酵素が分解する可能性も考慮する必要がありそうです。

これまでの内在性D-セリンに関する所見をま

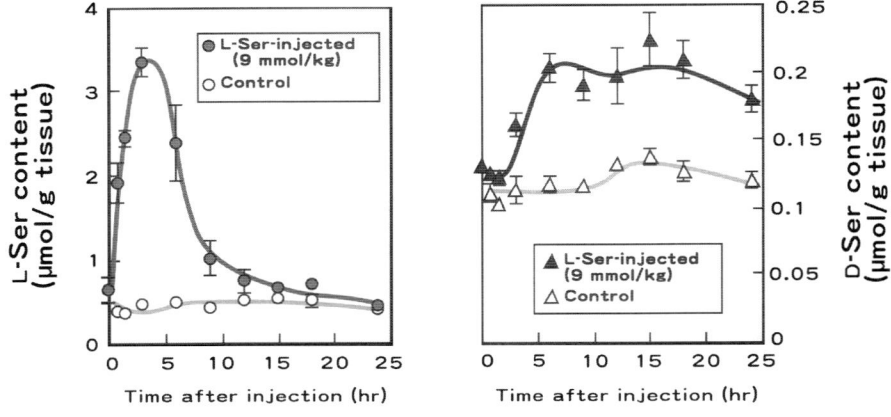

図15 L-セリン腹腔内投与幼若ラットの大脳新皮質における D-セリンおよび L-セリン濃度の変化
L-Ser, L-serine；D-Ser, D-serine.

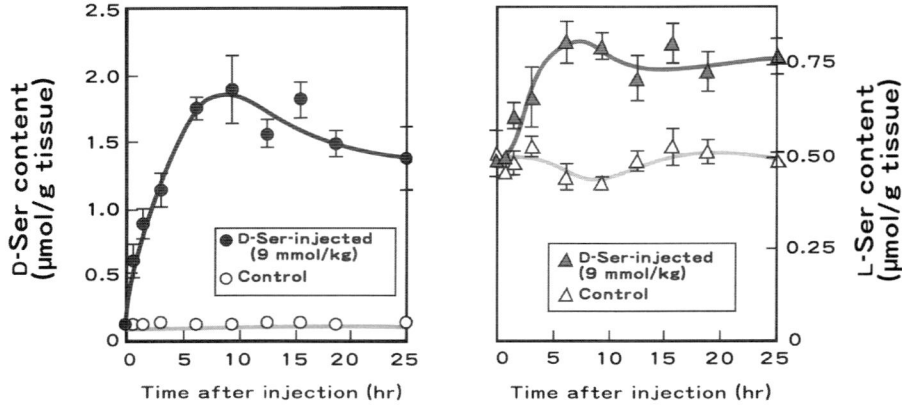

図16 D-セリン腹腔内投与幼若ラットの大脳新皮質における D-セリンおよび L-セリン濃度の変化
D-Ser, D-serine；L-Ser, L-serine.

とめたのが図17です。内在性 D-セリンの少なくとも一部は，脳内で合成されてグリア細胞または神経細胞に蓄えられ，シナプス間隙にグリア細胞から遊離されるようです。遊離された D-セリンは，NMDA 受容体グリシン調節部位に内在性リガンドとして作用し，NMDA 受容体機能を制御していると考えられます。グリシン調節部位以外の未知の膜蛋白に結合する可能性もあります。標的分子に作用した D-セリンは，グリア細胞あるいは神経細胞に再び取り込まれると推測されます。D-セリンの生合成にはセリンラセマーゼ，グリシン開裂酵素，セリンヒドロキシメチルトランスフェラーゼなどが，分解には D-アミノ酸酸化酵素が，それぞれ関与することが示唆されています。つまり，詳細は未だ不明ですが，D-セリンは独自の代謝・機能系をもち精緻な制御を受けているらしいと言えます。

4）内在性 D-セリンと統合失調症

内在性 D-セリンは，統合失調症や統合失調症様異常発現薬が引き起こす精神機能や行動の障害に拮抗する作用をもつことから，NMDA 受容体などへの作用を通して，脳の高次機能の調節に重要な役割を果たしていることが強く示唆されます。これを支持する興味深いデータをご紹介しま

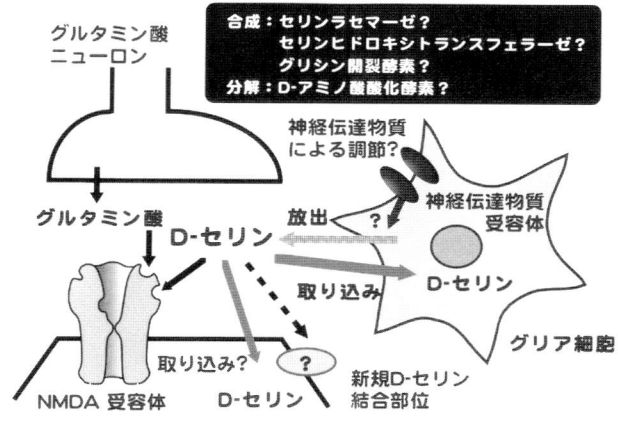

図17 脳の内在性 D-セリンの動態（仮説）

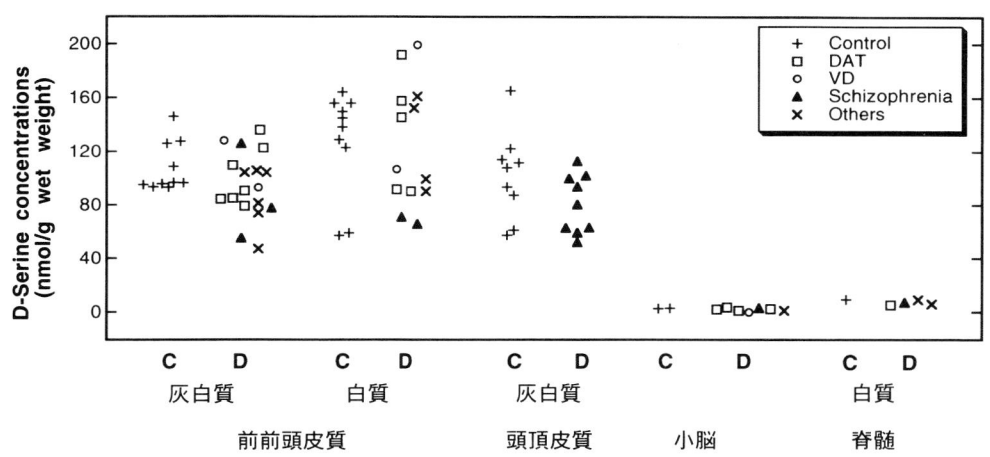

図18 精神神経疾患患者死後中枢神経組織における D-セリン濃度
　　　非精神神経疾患患者（C）と精神神経疾患患者（D）の比較を示す。精神神経疾患の内訳はグラフ
　　　内の説明を参照：DAT　アルツハイマー型痴呆；VD　脳血管性痴呆。

す。姫路工業大学の長田洋子先生が D-セリンの系統発生を調べられたのですが，魚，カエル，および鳥の脳にはほとんど検出されませんが，哺乳類の脳では共通して豊富に存在し，非常に大きな変化があることがわかりました。脳機能が高度になるにしたがって，D-セリン含量が増えているように見えます。

　もちろん D-セリンは私たち人間の脳にも多く，死後脳を使って調べると前頭葉，頭頂葉などの大脳皮質で多く，小脳・脊髄ではごく微量で，ラットと同じような分布パターンがあることがわ

かりました（図18）。それでは，統合失調症の患者さんでは実際に D-セリンのシグナルが異常になっていないかどうかという点が最も気になるところです。D-セリンの代謝や機能に関連する分子に異常が生じ，D-セリンのシグナルが低下すれば NMDA 受容体機能が不十分となり，統合失調症状が出現する可能性があるからです。

　現在までに D-セリンの前頭葉皮質と上側頭回の組織中濃度を調べた範囲では，特に有意な変化は見いだせませんでした（図18）。しかし，東京医科歯科大学前教授の融道男先生のグループが，

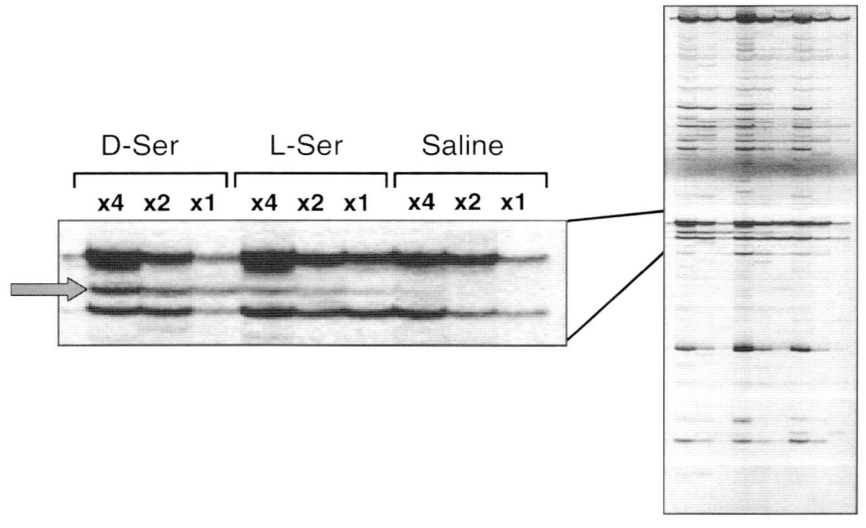

図19 D-セリン，L-セリンまたは生理食塩水の腹腔内投与後の幼若ラット大脳新皮質における遺伝子発現のフィンガープリント
矢印はD-セリンに選択的応答を示す転写産物を示す。cDNAの量を展開しているのでそれぞれの投与物質に対して3つのレーンがある。D-Ser, D-serine；L-Ser, L-serine.

D-セリンが実際にNMDA受容体上で結合するグリシン調節部位への³H-グリシン結合能が，前運動野，体性感覚野，縁上回，角回などの脳部位で有意に増加していることを報告されています。この結果は，抗精神病薬の影響を完全に除外することができないものの，D-セリンシグナルが減少したための代償的な変化と解釈することもできます。

私たちは，脳の組織中濃度には反映されないが，細胞外のD-セリン量は何らかの異常をきたしている可能性があると考え，D-セリンの代謝や機能を調節するような分子を明らかにした上，統合失調症の病態にどんな関係があるのか調べようとしています。また，こうした分子を同定できれば，D-セリンシグナルの制御作用をもった，統合失調症あるいはそれ以外の精神疾患の新しい治療薬の開発に結びつく可能性があります。

5）内在性D-セリンの代謝と機能を支える分子の探索

では実際にどうやって内在性D-セリンに関連する脳の分子を探しているのかを，ご説明致します。特定の生物活性をもつ未知分子を同定する方法のひとつに，機能的クローニングという方法があり，たとえばD-セリンのトランスポーターを探すときには，実際にアフリカツメガエルの卵母細胞などの外来遺伝子の発現能力をもつ細胞に様々な遺伝子を発現させてD-セリンの取り込み活性を示す遺伝子を絞り込む方法です。今，私たちもこの方法で，D体のセリンに特異的なトランスポーターを追究しています。それだけではちょっとアプローチが弱いので，もう1つ別の方法として，differential cloning法を使ってD-セリンに反応する未知分子を探索しています。

生後8日齢のラットにD-セリンを注射すると，脳の中のD-セリン濃度が著しく高まるのを利用し，注射してから6時間と15時間後に，生理食塩水を注射した対照群と比べて発現が変化している遺伝子を，differential cloning法の一種のRNA arbitrarily primed-polymerace chain reaction (RAP-PCR)法で検索してみました。RAP-PCR法では種々の転写産物の発現パターンがフィンガープリントして得られ，発現の差は各バンドの差

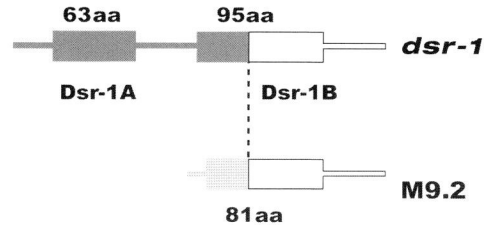

図20 D-セリン応答性遺伝子 dsr-1 の一次構造
新規遺伝子 dsr-1 (D-serine responsive transcript-1) は 2 つのコーディングフレームをもち、3'側のコーディングフレームの一部（3'側）の塩基配列は既知の遺伝子 M9.2 (proton ATPase subunit のひとつをコードすると考えられる) と類似している。

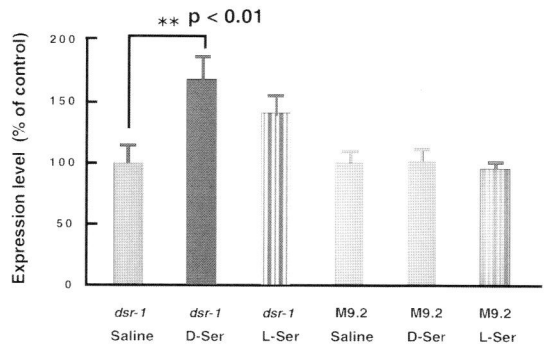

図21 大脳新皮質 dsr-1 の D-セリン, L-セリンまたは生理食塩水に対する反応
各処置後3時間で定量的 RT-PCR による測定を行った結果を示す。L-セリンに対する反応は認められず、一部塩基配列が一致する M9.2 はいずれの異性体にも有意な応答を示さない。D-Ser, D-serine；L-Ser, L-serine；＊＊$P<0.01$, 生理食塩水投与群に対する有意差。

に反映されます。図19がこの方法で得られたフィンガープリントです。ちょっとわかりにくいのですが、D体のセリンを投与したときにバンドが濃くなっているのがご覧になれると思います。生理食塩水でほとんどバンドが見えません。また、L体のセリンを投与した時のバンドはD体に比べて非常に薄いので、この遺伝子転写産物は、D-セリンに選択的な応答性をもつと推測されます。

このバンドを切り出してクローニングし、遺伝子の構造を決定しました（図20）。dsr-1 (D-serine responsive transcript1)、と名付けたこの遺伝子は、今までに報告されていないものであって、独立したコーディング・フレームを2つ持っているのが珍しい点です。3'末端側のコーディング・フレームは、一部に既知の M9.2 遺伝子と相同の塩基配列をもち、細胞膜を1回貫通していることが示唆されました。定量的な RT-PCR (reverse transcription-polymerace chain reaction) 法でも、dsr-1 は D 体のセリンへの応答は強いが L 体には有意な反応がないことや、M9.2 は D 体にも L 体にも応答しないことが明らかになり、dsr-1 の D-セリン選択的応答性が確かめられました（図21）。さらに、基礎的発現の脳内分布は、線条体で少ないところを除いて、ある程度 D-セリンと似た前脳部優位なパターンを示しました。生理的な機能は現在検討中ですが、D-セリンの細胞膜を通じた取り込みや放出の調節に関与すると思われます。

まだ不完全ですが、こういった研究を足掛かりにしてD体のセリンの分子機構を調べ、統合失調症の病態解明や新しい治療薬の開発に役に立てたいと願っております。たとえばD体のセリンの特異的なトランスポーターなどが見つかりますと、それを阻害することでD-セリンのシグナルを強められるわけですから、陰性・陽性双方の統合失調症状が改善する効果を期待できます。つまり先ほどご紹介したようにグリシンやD-セリンほどたくさん服用する必要のない、SSRI (selective serotonin reuptake inhibitor：選択的セロトニン再取り込み阻害薬) のような非常に副作用の少ない抗精神病薬ができるかもしれません。

III. 発達依存的に中枢刺激薬への応答性を獲得する遺伝子と統合失調症

後半では、発達依存的に統合失調症とよく似た症状を起こす薬物への反応性を獲得する分子についてお話しします。はじめに、このような分子を探す研究を進めている背景に触れておきたいと思います。

精神疾患は、今まで分子生物学的な解明が進んでいる神経変性疾患と、どこが違うかということ

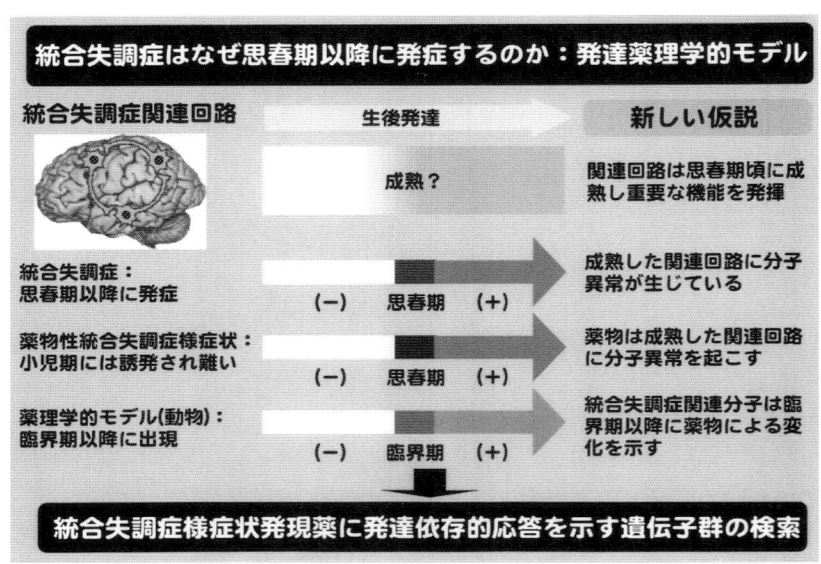

図22　生後発達と統合失調症および薬物性統合失調症様症状の発症（仮説）

を改めて考えてみますと，病理組織標本やMRIのような脳の画像診断で，明らかな細胞死や変性を伴う脳の形態的変化を伴うかどうかという点ではないでしょうか。精神疾患ではこのような変化が見いだせず，謎と混乱が深くなっているように思います。そうすると分子生物学的方法を使うにしても，神経変性疾患と同じ発想のままでは，なかなか精神疾患の原因に迫れないのではないかという危惧が私にあり，何とかできないものかと考えています。その答えはもちろん現在はありませんし，今からお話しすることは，私の仮説に沿ったひとつの試みに過ぎないとお考えいただきたいと思います。

精神疾患で生じている脳内細胞の異常は，神経変性疾患と異なり，おそらく細胞の生存に関わる基本的機能は変わらないけれども何らかの特異的機能の障害が起こる状態で，神経変性疾患の基本が細胞死・変性なのに対して細胞変調ということが言えるかもしれません。これを何とかしてアプローチしたいわけですが，既知のシステムに関する知識を土台にしてやっていくだけでは，なかなか解明できないと感じました。脳にはこれまでわかっていない特別なシステムがあるのではないかという前提ですので，統合失調症に関係する未知のシステムも含めて明らかにできる方法を導入しなければなりません。ただし，特別な技術をもちあわせているわけではないので，まず概念的に戦略をたて，現在使える技術を使って解析してみることにしました。

1．統合失調症への発達薬理学的アプローチ

私が考えましたのは，統合失調症と薬物による統合失調症様異常の発達に伴う特徴に注目した戦略です（図22）。やはり薬物で起こる精神症状を手掛かりにしています。これがどういうふうに起こってくるのかをもう一度考え直してみますと，統合失調症様の異常はドーパミン作動薬やNMDA受容体遮断薬で起こりますが，必ずしも統合失調症で，ドーパミンシステムやNMDA受容体システムが障害されていることを意味しません。いずれかのシステムの上流あるいは下流に位置付けられる，精神機能を制御するシステムのどれかに異常があって統合失調症状が起こってきても不思議ではないわけです。このことを考慮して，実際の統合失調症の病態にアプローチできる確率を高める戦略として発達に伴う現象を利用することにしました。

いろいろ議論があるところですが，統合失調症

はほとんどが思春期以降に発症してくる発達依存的な発症を示す疾患です。余談ですが，精神疾患の多くが一定の年齢以降に発症する特徴をもっているのも注目されます。

　薬物によって誘発される統合失調症様異常を見ますと，これも発達に依存していることを窺わせる所見があります。文献的に一番はっきりしているのは，NMDA受容体遮断作用をもつketamineによる精神病状態です。Ketamineは麻酔薬として長い間使われてきて豊富な臨床データが整っていますが，薬理学の教科書を見ると，「成人に使うときは精神症状を引き起こす副作用に十分注意しなければいけない（統合失調症などの精神病の既往をもつ場合は使用を避ける）」，と指摘されています。ところが，「小児の場合は精神症状が生じる頻度は非常に少ないので比較的安全である」との記載があります。それでは，精神症状が生じやすくなる臨界点はどの時期なのか，本当に思春期なのかどうかは詳しく検討した資料がありませんが，発達とともにketamineに対する応答が変わるということは事実のようです。

　そうした観点でamphetamine類を見ると，似たような現象があると考えられます。小児と大学生または成人を比較した研究では，やはり小児期と思春期以降あるいは成人とではamphetamineで起こされる異常が違っていることが報告されています。また，特に北米では，「多動児」（hyperkinetic child）にamphetamine類がしばしば使われてきましたが，amphetamineを慢性的に投与していても，精神病状態に発展する割合が少ないという傾向があります。大規模な調査結果は未だないのですが，薬物による統合失調症様異常が発現しやすくなるのも思春期以降と推測することができそうです。小児科あるいは小児精神医学の専門の先生に伺っても，「確かにきちんとデータになっていないが印象としてはその通りではないか」というお話に少し心強くなりました。言い換えると，精神異常発現薬に対する応答が脳の発達にしたがって変化するために，このような現象が見られると考えられます。

　私は，統合失調症と薬物性の統合失調症様精神病状態が思春期のように，特定の発達時期以降に発症することは，脳の情報処理システムの発達と関係があると考えています。高次脳機能を支える情報処理システムにはいろいろなサブセットがあって，構造的にも機能的にもこれが胎生期から生後にかけて次第に発達し，それぞれに特異的な発達時期で最終的に機能的成熟を遂げると想定することはそれほど間違いではないと思います。機能的成熟後は，私たちの精神機能を調節するのに不可欠なシステムとして作動し始めるという仮定が成り立てば，今お話しした発達に伴う現象は説明可能です。

　統合失調症は原因が異なるが症状レベルである程度似ている疾患群と推測されますが，それぞれの統合失調症は，特定の情報処理システムの障害によって生じ，このシステムが機能的に成熟するのが思春期頃であるとします。この場合，発達過程や成熟を規定するトリガーのような因子に異常があっても，思春期までは精神機能の制御に主要な役割を果たしていないので，言動の変化は目立たないことになります。この変化は，その人の社会生活を阻害するほどではないけれども，神経機能や性格の特有な傾向として現れ，いわゆる「ソフトサイン」や「病前性格」を作り出すかもしれません。しかし，本来成熟を果たすべき思春期以降になると，このシステムの異常は精神機能に重大な影響を与え，私たちが「統合失調症」と呼んでいる病態を形成することになります。

　統合失調症とよく似た症状を起こす薬物は，直接的もしくは間接的に，ある種の統合失調症で障害されるシステムに障害を与えると考えられますから，そもそもこのシステムが完成していない思春期以前には，このような薬物がやってきても，成熟期には存在するはずのターゲットがないため，統合失調症様の精神症状は起こりません。つまり，思春期以降では，完成したターゲットとなるシステムに障害が引き起こされ，統合失調症と区別できない異常が認められる，という解釈ができるわけです。そうしますと，統合失調症で障害されるシステムあるいは神経回路には，思春期以降に，ketamineやamphetamineに対して異常な反応を示す分子から構成される分子カスケードが存在するはずです。したがって，発達依存的に統

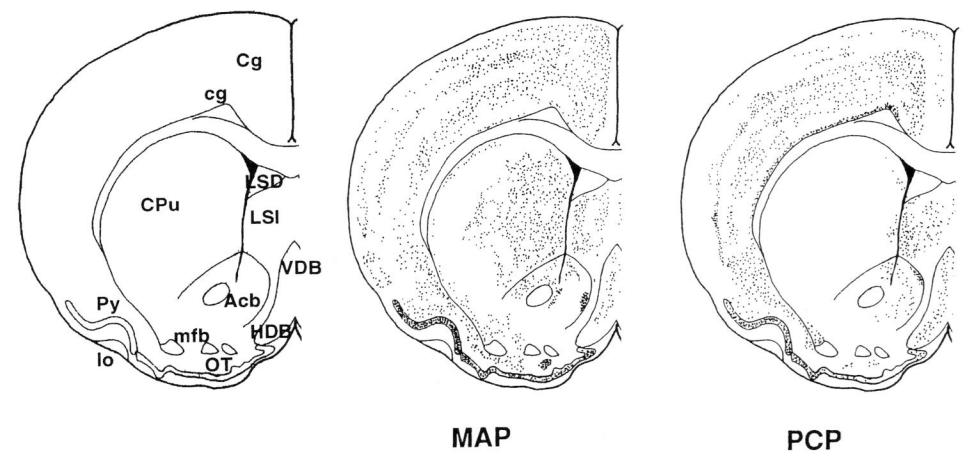

図23 統合失調症様異常発現薬投与後のc-Fos様免疫反応陽性細胞の分布
 MAP（4.8mg/kg）またはPCP（10mg/kg）を皮下注射した3時間後のc-Fos発現。図は、線条体および嗅結節を含む前額断脳切片における、特異的抗c-Fos抗体に対する免疫反応を黒点で模式的に示す。c-Fos蛋白は核に存在するため核が丸く染まって見える。
 脳各部位の略号：Acb, nucleus accumbens；Cg, cingulate cortex；cg, cingulum；CPu, caudate-putamen (striatum)；HDB, nucleus horizontal limb diagonal band；lo, lateral olfactory tract；LSD, lateral septal nucleus, dorsal；LSI, lateral septal nucleus, intermediate part；mfb, medial forebrain bundle；OT, olfactory tubercle；Py, pyriform cortex；VDB, nucleus vertical limb diagonal band.

合失調症様異常発現薬に対する応答を変化させる分子が統合失調症に関連する可能性が高く、これを探し出すことによって、統合失調症の分子病態にアプローチできると考えられます。

2．統合失調症様異常発現薬に応答する脳の情報処理システム

今お話しした発達薬理学的見方は私の勝手な仮説であって、従来は研究されたこともありませんでした。もちろん、統合失調症様症状発現薬に対して発達依存的に応答を変化させるというか、異常な応答を獲得してくる分子も仮定上のものです。また、この仮説に従った研究は脳の分子を直接解析するため、人間では行うことができません。そこで、少なくとも、実験を動物で進める前提として、統合失調症様異常発現薬を投与した成熟動物の脳内情報処理異常が、ある程度、ヒトの統合失調症で生じている脳内情報処理異常のモデルと考えて差し支えないことを検証しておかなければならないと考えました。

脳の情報処理あるいは神経回路の活動性の変化を調べる指標としては、先生方はよくご存じと思いますが、その変化に応答して即時に一過性誘導が見られる最初期遺伝子c-fosの発現を使いました。c-fos遺伝子発現は、ストレス、種々の向精神薬、学習行動などをはじめとして、いろいろな刺激に応答するという点では特異的ではありませんが、応答する脳部位、つまりc-fos遺伝子発現誘導の脳内分布は、一定の性質の刺激に対して特有のパターンが見られます。

c-fos発現の状態は、遺伝子産物のc-Fos蛋白に対する抗体を使って、c-Fos蛋白を免疫組織化学的に検出することによって観察しました。核に発現して転写制御に関与する蛋白ですので、脳の組織切片では、核の丸い形にそった染色反応が黒点のように見え、観察しやすいのが特徴です。これから示すラット脳の冠状断切片の模式図の中で、この免疫反応はドットで表してあります。

生理食塩水を注射した動物の脳では、c-Fos様免疫反応はほとんど見られませんが、MAPを注射すると、線条体のレベルでは図23のような発現パターン（黒点の分布パターン）が出現します。

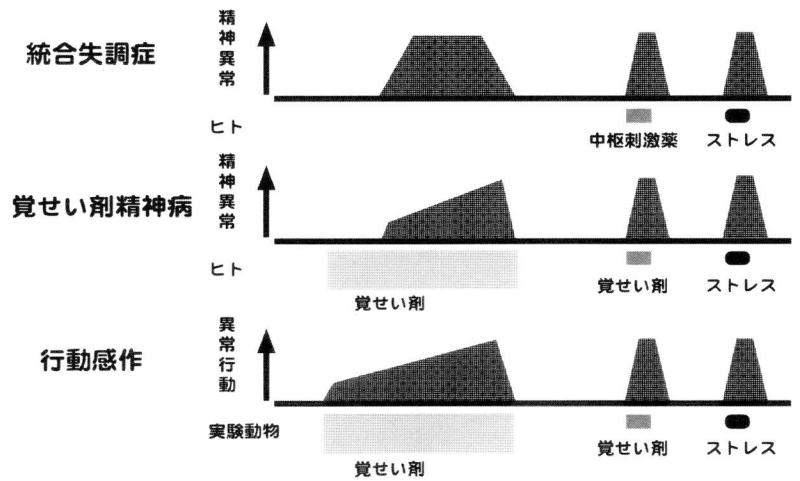

図24 逆耐性現象と統合失調症
　覚せい剤をはじめとする中枢刺激薬に対する逆耐性現象と統合失調症患者の中枢刺激薬に対する感受性亢進を模式的に示す。いずれも薬物だけでなくストレスに対する脆弱性が見られる。

梨状葉，嗅結節，中隔，大脳新皮質の２層から６層にかけて，線条体の内側部などに強い発現が見られる特徴があることにご注目下さい。

　これに対して，MAPとは異なる精神症状や動物の行動異常を引き起こすとお話ししましたPCPを投与した場合には，明らかにc-Fosの発現パターンが違っているのがおわかりになると思います（図23）。梨状葉，嗅結節で強く誘導されるのは共通していますが，大脳新皮質では，主に４層よりも深いところからc-Fosの誘導が見られ，線条体では上内側部の一部を除いてほとんどc-Fosの応答がありません。

　もう少し詳しく調べますと，MAPのパターンは，cocaineやapomorphineのようなドーパミン作動薬を投与したときと似ており，PCPのパターンは，NMDA受容体の選択的遮断薬dizocilpine（MK-801）投与時に類似していました。

　c-Fos発現実験の結果は，ドーパミン作動薬とNMDA受容体遮断薬には，それぞれ異なる特異的な情報処理システムが応答し，異常を来していることを示唆しています。双方の薬物で生じる精神症状や動物の行動異常が違うことが，神経回路の差からよく理解できると思います。さらに，MAPによるc-Fosの誘導は，定型抗精神病薬のhaloperidolをMAPの前に注射しておくと，著明に抑制されますが，PCPによるc-Fos発現の誘導は，同じ処置では部分的にしか抑制されないことがわかりました。このような薬理学的反応は，本日の初めの方でお話ししました，ヒトの覚せい剤精神病（MAP，amphetamine等による精神病状態）やPCP精神病と共通しており，ラットでもヒトと類似した，統合失調症の陽性症状および陰性症状に関係する情報処理システムが存在すると考えてよさそうです。

3．統合失調症様異常発現薬による脳の情報処理変化の生後発達

　次に，発達に依存して統合失調症様異常発現薬への応答を変化させる，仮定上の統合失調症関連候補分子は，どのようにして検索すればよいのかを考えなくてはなりません。本日は，私たちの試みを，陽性症状の発症や病態に関係が深い分子の探索を中心にお話ししたいと思います。

　私は，統合失調症を発達薬理学的視点から研究しようと考え始めた頃に，当時岡山大学におられた佐藤光源先生のグループから，統合失調症の幻覚・妄想状態の発症・再発モデルと捉えられている逆耐性現象は，生後３週頃までにMAPを繰り

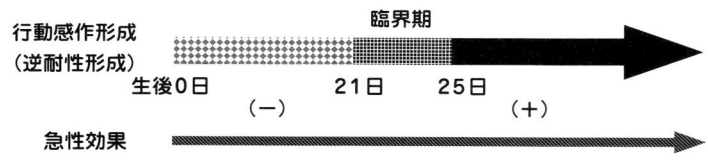

図25 ラットおよびマウスにおける逆耐性形成の発達

返し投与しても観察されないと報告されたのに注目し，陽性症状発症の分子機構については，逆耐性現象形成の臨界期をモデルとして調べることにしました．

よくご存じのように，MAP, amphetamine 等の覚せい剤や cocaine, methylphenidate をはじめとする中枢刺激薬を，単回またはくり返し動物に投与しますと，たとえ長期間休薬しても，これらの薬物に対する感受性が亢進して，再度投与した時に異常な行動が起こりやすくなり，逆耐性現象または行動感作（behavioral sensitization）と呼ばれています（図24）．ヒトの覚せい剤乱用者でも同様の現象が認められ，一度統合失調症と類似した幻覚・妄想状態が出現した人は，その後かつては精神症状を誘発しなかった少量の覚せい剤の再使用により，幻覚・妄想状態に陥ると報告されています（図24）．さらに，一群の統合失調症の患者さんでは，健常ボランティアでは精神症状を引き起こさない少量の中枢刺激薬（覚せい剤も含む）により，幻覚・妄想状態が非常に再燃しやすいことが知られています（図24）．薬物によって逆耐性が成立した動物やヒトは，使用した薬物以外の中枢刺激薬や，ストレスに対しても感受性が亢進していることも，統合失調症患者さんと類似している点です．これらの観察は，逆耐性現象と一群の統合失調症には，異常の発症や再燃に関してある程度共通の分子機構がある可能性を示唆しています．

逆耐性現象や MAP 等の中枢刺激薬による統合失調症様精神病状態は，生後一定の発達時期以降に起きます（図25）．ただし，たとえば幼児が親の隠し持っている覚せい剤を飲んでしまったときには何らかの異常が起こります．小児期に，治療目的で繰り返し一定量の中枢刺激薬を服用していても，精神病状態が発展し難いことを合理的に説明するには，脳には，急性効果に関係深いシステムと，逆耐性のように長期的あるいは可塑性と関連する現象に関係するシステムと，少なくとも2つのシステムの存在を想定するのが妥当と思われます．

動物でも似たような現象が見られます．実際に私たちが生まれて間もないラットに覚せい剤を注射してみると，確かに異常な行動は現れますが，繰り返し投与しても逆耐性現象は生じませんので，動物でも急性効果と長期的効果に関与する2種類以上のシステムが存在すると考えられます．つまり，動物では，統合失調症様の異常を引き起こす中枢刺激薬に対して応答する少なくとも2種類の情報処理システムがあって，ひとつは直接行動のコントロールに関係していますが，もうひとつは，たとえば適応の場合のように，この制御系を長期的に変調させる（modulate する）役割を担っているのではないかと推定しています．後者の変調系に中枢刺激薬が作用して異常を起こすために逆耐性という特異な現象が見られるのではないでしょうか．

ここで，変調系が思春期または臨界期までは出来上がっていないとしますと，中枢刺激薬で逆耐性現象や精神病状態が惹起されにくいことも説明できます．この場合は，同じ刺激がやってきても幼若時と成熟時では脳の情報処理が違うはずです．また，逆耐性現象に関与するシステムが存在する脳部位は，発達に伴う変化が大きく，主に急性効果に関与するシステムを含む部位は，反対に生後変化が少ないことが予想されます．それでは実際はどうか，c-fos 遺伝子発現を使って検証してみました．最初に比較したのは，逆耐性現象が成立する成熟期（young adult）と成立しない幼若期です．幼若期は8日齢を使っていますが，情報処理変化が見られる場合に，細胞移動の影響な

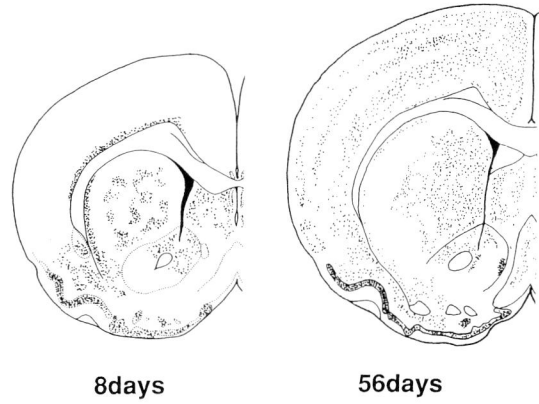

8days **56days**

図26 生後8日齢および56日齢ラット脳におけるMAP投与後のc-Fos様免疫反応陽性細胞の分布
線条体および嗅結節を含む前額断脳切片において，c-Fos様免疫反応陽性細胞核を黒点で模式的に示す。脳部位名は図23参照。

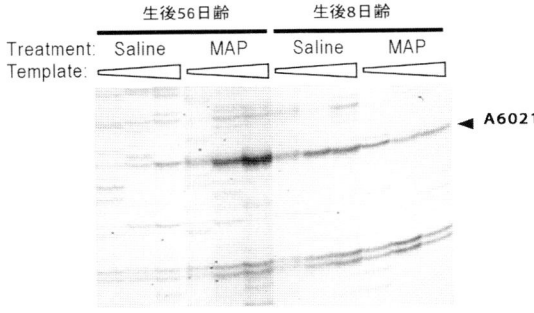

図27 生後8日齢および56日齢ラット大脳皮質におけるMAP投与後の遺伝子発現のRAP-PCR法による解析
RAP-PCR法によって得られたフィンガープリントの比較。矢印の部分の転写産物は，発達によってMAPに対する応答が変化している。

のか，神経回路形成の差によるものなのかを，ある程度判断できるように，大脳新皮質で細胞移動（cell migration）がほぼ終わる生後1週以降の動物を選びました。

実験結果は，期待通り，MAP投与後のc-Fos発現の分布パターンは，逆耐性現象が生じる時期と生じない時期では極端に異なり，脳の情報処理が生後発達に伴って変化していることがわかりました（図26）。しかも，大脳新皮質と線条体で

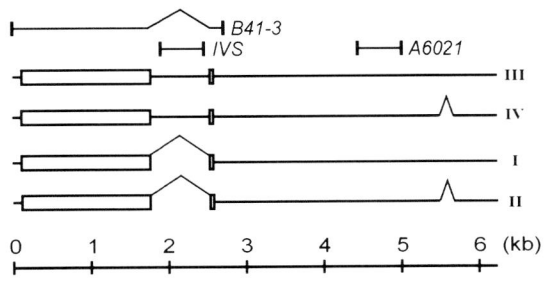

図28 新規遺伝子 *mrt1* の構造の模式図

は，一見してc-Fosを示すドットのパターンが違うけれども，梨状葉，嗅結節，中隔等のように，それが変わらない部分もあります。幼若期にMAPが誘導するc-Fosの発現パターンは，生後の日数を経るにしたがって変化し，ちょうど逆耐性現象が起きるようになる生後3週以降に，ほぼ成熟期と同じパターンになってそのまま維持されることがわかりました。やはり逆耐性を引き起こすcocaineを投与した場合でも，同じような発達依存的なc-Fos発現パターンの変化が認められました。これらの結果は，逆耐性現象と関係のある情報処理システムの応答の変化を反映していると考えてよいと思います。そして，発達に伴う変化が最も著明な大脳新皮質と線条体は，逆耐性現象に関係する情報処理システムあるいは分子カスケードを含んでいると推測されます。

4. 統合失調症様異常発現薬に発達依存的応答変化を示す分子の探索

このようにして，逆耐性現象の臨界期頃からMAPやcocaineに対する反応が成熟期のパターンに移行し，逆耐性現象との強い関連が示唆される脳部位がみつかりましたので，まず大脳新皮質で逆耐性が生じない時期と生じる時期でMAPに対する応答が変化する分子を探すことにしました。このため，さきほど dsr-1 のところでお話ししましたRAP-PCR法を使って，逆耐性に関連する遺伝子をスクリーニングしました。逆耐性現象に重要な分子カスケードの中でも，初期の段階に位置する分子を明らかにするため，遺伝子発現はMAP投与後1時間で検討しました。フィンガープリント上では，生後8日にはMAPに応答しな

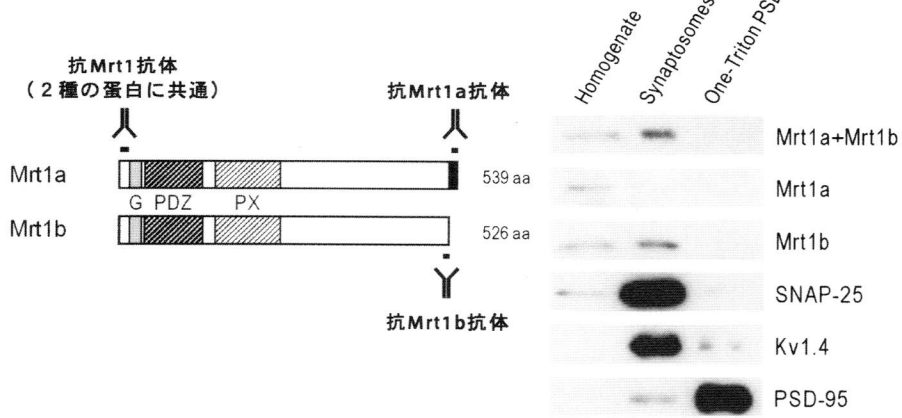

図29　*mrt 1* にコードされる蛋白の構造と細胞内画分における分布
SNAP-25およびKv1.4は主に前シナプスに局在し，PSD-95は主として後シナプスに局在する蛋白と考えられている。略号：SNAP-25, synaptosomal-associated protein of 25 kDa；PSD, postsynaptic density。

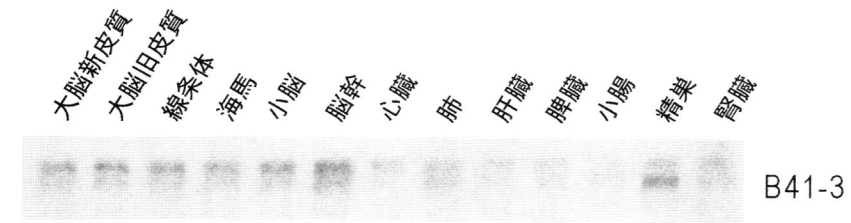

図30　*mrt 1*，mRNA発現のノーザンブロットによる解析
B41-3，はノーザンブロットに用いたプローブの位置を示す（それぞれの位置は図28に図示）。2本のバンドが見られ，長いサイズ（±側）が*mrt1b*，短いサイズが*mrt1a*。

いが，生後56日の成熟期にはMAP投与によって発現が増加する転写産物が検出されましたので（図27），これを *mrt1*（methamphetamine responsive transcript 1）と名付け，解析を続けました。

フィンガープリントより *mrt1* のバンドを切り出し，クローニングして全構造を決めたのですが，*mrt1* は従来報告のない新規配列から成り，少なくとも4つのバリアントを持つ全長6 kb程度のmRNAを発現していることが予想されました（図28）。ノーザンブロット法で，予想したサイズのバンドが検出できることも確認できました。蛋白をコードすると思われる部分が1.5 kbほどあります（図28）。

蛋白をコードすると思われるアミノ酸の配列を調べると，PDGドメインとPXドメインがあることがわかりました（図29）。いずれも蛋白-蛋白相互作用に関係するドメインで，受容体と細胞骨格蛋白，あるいは細胞内の情報伝達分子同士を接合させている例が報告されていますので，*mrt1* も神経のシグナル伝達またはその調節に関係している可能性があります。

塩基配列から，*mrt1* にコードされている蛋白質は少なくとも2種類あると考えられました。想定される2種類の蛋白質に対する抗体を作製してウエスタンブロットを行ってみますと，ORF（open reading frame）に対応したサイズのところに免疫反応が観察されました。2種類の蛋白質を仮にMrt 1 aとMrt 1 bと呼ぶことにしますと，

両者は対照的な性質を示すことがわかりました。つまり，細胞下分画への分布の検討で，Mrt1bは脳のシナプトゾーム分画に多くPSD（postsynaptic density）分画にほとんど検出できないパターンを示し，前シナプス優位に発現している蛋白と類似していました（図29）。これに対してMrt1a様免疫反応性は，シナプトゾーム分画にはほとんど見られませんでした（図29）。

それぞれの蛋白をコードするmRNAの発現を調べてみたところ，シナプトゾームに多かったMrt1bをコードする転写産物 mrt1b は，相対的に脳に多くて末梢には少ないこと（図30），シナプトゾームに少なかったMrt1aをコードする転写産物 mrt1a は，逆に末梢の精巣に多くて他の臓器には比較的少ないこと等がわかってきました（図30）。

さらに，MAP投与への応答性を逆耐性が成立する成熟動物の大脳新皮質で検討したところ，mrt1b は増加反応を示しましたが，mrt1a には有意な変化が認められませんでした（図31）。脳に相対的に多く発現し，産生蛋白がシナプトゾームに多い mrt1b の方だけが覚せい剤に応答しているようです。mrt1b のMAPに対する応答の時間経過を見ると，投与した後1時間くらいでピークになり，あとは次第にもとのレベルに戻っていくという（2時間後から24時間後までは有意な変化は認められない），最初期遺伝子に似た非常に速い反応をします。

まとめてみますと，MAPに対して発達依存的な応答を獲得する新しい遺伝子 mrt1 が見出され，少なくとも2種類の蛋白をコードしていて，その一方のMrt1bはシナプトゾームに多く，こ

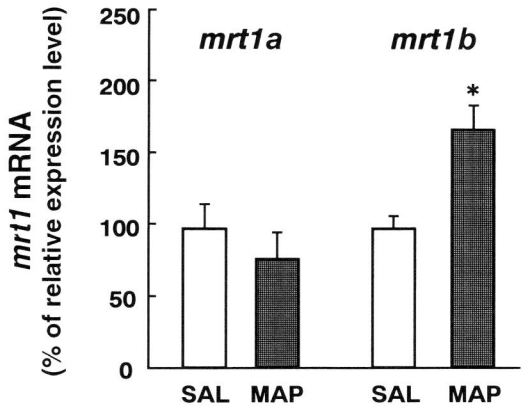

図31 大脳新皮質における mrt1a および mrt1b のMAPに対する応答の差異
mrt1a および mrt1b の発現変化は生理食塩水投与群 SAL（□）の発現を100%とした時のMAP投与群（■）の割合を示す。＊P＜0.05, 生理食塩水投与群（SAL）に対する有意差。

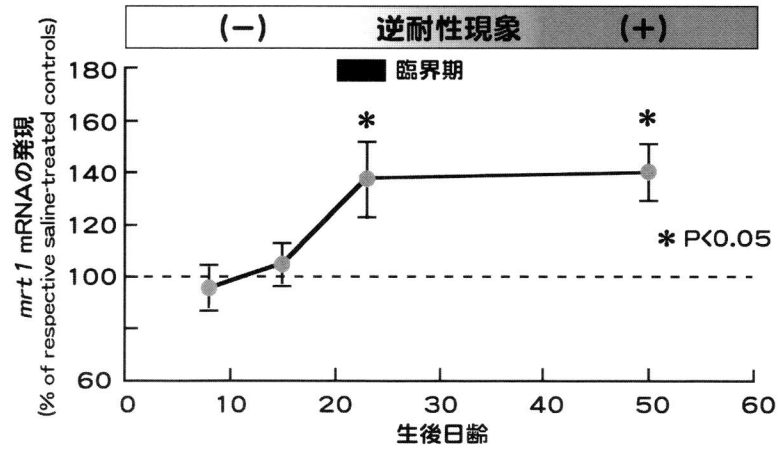

図32 大脳新皮質におけるMAP投与後の mrt1b 発現変化の生後発達
mrt1b 発現変化はそれぞれの発達時期の生理食塩水投与群の発現を100%とした時のMAP投与群の割合を示す。＊P＜0.05, それぞれの発達期の生理食塩水投与群（データ省略）に対する有意差。

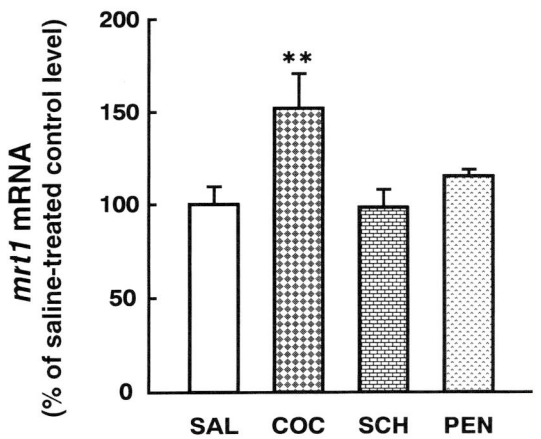

図33 大脳新皮質の mrt1b 発現に対する cocaine, pentobarbital および SCH23390の影響
SAL, saline；COC, cocaine；SCH, SCH23390；PEN, pentobarbital；mrt1b 発現変化は生理食塩水投与群の発現を100％とした時の薬物投与群の割合を示す。＊＊P＜0.01, 生理食塩水投与群に対する有意差。

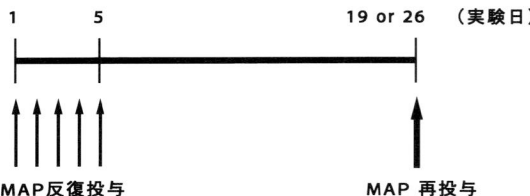

図34 逆耐性現象の成立条件下における MAP 再投与時の行動および遺伝子発現を検討するための実験スケジュール

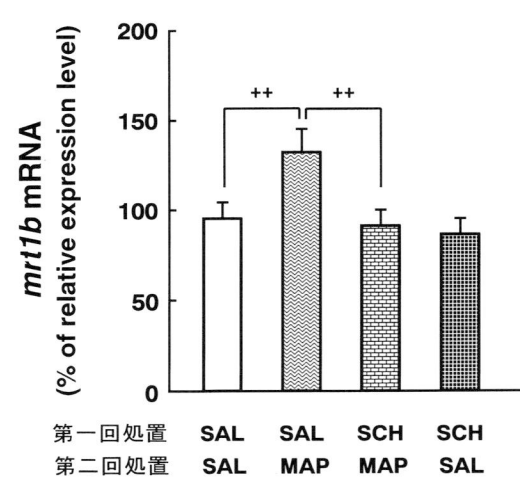

図35 MAP 単独反復投与または MAP と SCH23390の併用反復投与の大脳新皮質における mrt1b の基礎的発現に対する影響
SAL, saline；SCH, SCH23390；mrt1b 発現変化は生理食塩水投与群の発現を100％とした時の薬物投与群の割合を示す。＋＋P＜0.01, 線で結んだ2群間の有意差。

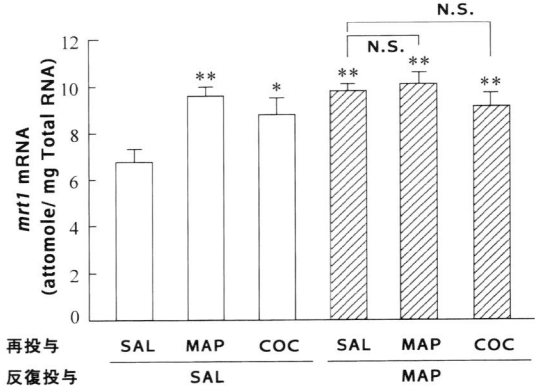

図36 MAP 反復投与後の逆耐性成立ラットの大脳新皮質における MAP または cocaine の影響
SAL, saline；COC, cocaine；＊P＜0.05, ＊＊P＜0.01, 生理食塩水反復投与＋生理食塩水再投与群に対する有意差。N.S.は線で結んだ2群間に有意な差がないことを示す。

れに対応する mrt1b だけが MAP に有意な応答を示すことがわかりました。そこで, mrt1b が逆耐性現象に関係するのか否かを, 次の3つの点から大脳新皮質で検討してみました：①逆耐性現象の発達と類似した MAP への応答の発達依存性, ②逆耐性現象を引き起こす薬物に対する交叉反応性および選択的反応性, ③逆耐性現象と並行する長期的変化。

①の点については, 定量性の高い PCR 法を使い, 生後8日, 15日, 23日, 50日の各発達段階で MAP に対する反応性を調べましたが, 確かに逆耐性現象が形成され始める生後3週以降の段階から, MAP 投与後の発現誘導が見られました（図32）。なお, mrt1b の基礎的発現は生後発達とともに減少しました。

②の交叉反応性ですが, MAP の他に, 同じく逆耐性現象を誘発する cocaine でも mrt1b の発現が増加することが確認できました（図33）。ま

た，逆耐性現象を阻害するこのD_1型ドーパミン受容体の遮断薬SCH23390は単独では*mrt1b* mRNAの発現に影響しませんでしたが，MAPによる*mrt1b* mRNAの発現増加をほぼ完全に抑制しました．逆耐性現象を起こすことはありませんが，中枢刺激薬のように依存形成作用をもつpentobarbitalも，*mrt1b* mRNAの発現を変化させませんでした．

③の長期持続的変化に関しては，MAPを反復投与した後2～3週間休薬し，行動上，逆耐性が成立している条件下で（図34），大脳新皮質の*mrt1b* mRNAの基礎的発現が上昇し続けていることが明らかになりました（図35）．MAPを反復投与するときにD_1受容体遮断薬を併せて投与しておきますと，逆耐性現象も*mrt1b* mRNAの持続的発現増加も生じませんでした（図35）．

一方，逆耐性が成立し*mrt1b* mRNA発現の持続的上昇が見られる状態では，MAPやcocaineをチャレンジしても*mrt1b* mRNAの発現誘導は生じませんでした（図36）．*arc*や*homer1a*のmRNAは，MAPの急性投与でも，逆耐性が形成されている状態でのチャレンジでも，同じように発現誘導が見られますので，*mrt1b*の応答性変化は非特異的な現象ではないことがわかります（図36）．この薬物チャレンジの実験結果は，薬物による*mrt1b*の増加は逆耐性の形成に必須の初期シグナルですが，既に逆耐性が維持されている状態では逆耐性形成の必要がないのでもはや応答しないためとも考えられます．

以上の結果を総合的に見ますと，逆耐性現象と*mrt1b*の応答の薬理学的性質はほぼ一致していると言え，逆耐性現象の形成と維持に*mrt1b* mRNAやMrt1bが密接に関係することが示唆されます．おそらくMrt1b蛋白はシナプス付近に局在しており，逆耐性形成の引き金となるシグナルを発生する分子カスケードに組み込まれているのではないかと推定しています．なぜ，逆耐性現象の成立とともに持続的発現増加が見られるのかについては，今後，検討しなければなりませんが，神経可塑性に関係する神経回路やシナプスの再構築が生じた結果，*mrt1b*またはMrt1bの発現調節が変化した結果である可能性があります．

これまでお話ししてきましたように，少なくとも動物レベルでは，*mrt1b*が統合失調症モデルとなる逆耐性現象に関与すると考えられますから，陽性症状の発症や再燃のメカニズムに関与する新たな統合失調症関連候補遺伝子ではないかと期待されます．現在，ヒトの相同遺伝子をクローニングしてゲノムの構造を解析中で，この中の多型や変異を見出しており，実際に統合失調症の患者さんに特異的なものがあるかどうかを調べています．

5．発達薬理学的戦略の展望

逆耐性モデルの研究と並行して，PCPモデルを用いて，陰性症状のような抗精神病薬抵抗性の統合失調症状に関与する分子カスケードの探索も進めています．KetamineがヒトにI精神症状を引き起こす作用が小児期には弱いのに成熟期になると強くなるのと類似して，同じNMDA受容体遮断作用をもつPCPによって動物に生じる異常行動も，発達に伴って変化します．c-Fos遺伝子の発現を使って，PCPが引き起こす脳の異常な情報処理のパターンを調べてみると，興味深いことに，逆耐性現象の臨界期とちょうど同じ頃から，成熟期のパターンに移行することがわかりました．そこで，この移行期の前後でPCPへの応答が変化する遺伝子をRAP-PCR法で検索したところ，いくつかの候補が検出されました．このうち，*prt1*（PCP-responsive transcript 1）は成熟期にPCPによる発現増加が見られますが，この異常は，幼若期には認められず，しかも抗精神病薬に抵抗性であることがわかりました．詳細は省かせていただきますが，*prt1*は抗精神病薬では改善され難い統合失調症状に関係する分子カスケードを構築している可能性がありますので，*mrt1*と同様に，ヒト相同遺伝子の転写産物とゲノムを解析しているところです．

*mrt1*や*prt1*の検出は，仮説上の分子でありました，生後発達の特定の時期から統合失調症様異常発現薬に異常な応答を示すようになる分子が実在することを示しており，出発点とした仮説と発達薬理学的戦略を支持しているように思われます．これらの分子と相互作用をもつ分子群やその

局在および機能を解析することによって，統合失調症で障害される分子カスケード，情報処理システムあるいは神経回路などへのアプローチが可能となり，統合失調症の原因となる分子異常の手がかりが得られるかもしれないと考えています。こうした戦略を発展させるためには，薬理学的モデル動物とヒトのサンプルとの双方で比較しながら，研究を進める必要があります。

発達薬理学的戦略のもう一方の利点は，創薬に結びつくことではないでしょうか。検出された統合失調症関連候補分子は，たとえ病因に直接関係はないとしても，症状発現とは何らかの関係をもっていますので，その機能を制御することによって統合失調症の予防や治療に役立てることができるはずだからです。つまり，新しい予防・治療薬を開発するための標的分子として活用できる可能性があります。発達依存的応答性変化をもつ点を利用すれば，発症予防効果をもつ物質の探索にも応用できそうです。

おわりに

本日は，統合失調症の薬理学的モデルとその発達的特徴に注目した私たちの研究から，新たに見出されたD-セリンや*mrt1*などの統合失調症関連分子についてお話ししました。これは，私が代表して発表致しましたが，たくさんの方々の御協力のもとに得られた成果で，最後に感謝の気持ちを込めてお名前をご紹介させていただきたいと思います。先生方には，長い時間御清聴ありがとうございました。

謝　辞

ここでご紹介した研究は，東京医科歯科大学大学院精神行動医科学分野および国立精神・神経センター神経研究所疾病研究第三部（＊疾病研究第四部，＊＊診断研究部）で，次の方々と共同で行ったものです（所属は共同研究当時）。

高橋清久，海野麻未，畑　直人，吉田幸宏，谷井靖之（故人），橋本篤司，白山幸彦，柏　淳，西嶋康一，岩間久行，熊代　新，富田　麗，高橋勝宣，梶井　靖，平岡秀一，橋本隆紀，掛山正心，林　文彦，的場政樹，佐藤大輔，戸田重誠，黒田安計，藤山　航，泉　剛，村岡新一郎，山本直樹，櫻井新一郎，嶋津　奈，谷口　豪，車地暁生，伊藤　卓，金子雄二郎，日比野英彦（日本油脂），林　時司（故人）＊＊，藤井紀子（筑波大学），金野柳一（獨協医大），和田圭司＊，関口正幸＊，松井京子＊，松井隆明＊，西郷和真＊，呉　繁夫（東北大学），成澤邦明（東北大学），多田啓也（NTT東北病院）

Discussion

司　会

丹　羽　真　一

福島県立医科大学

出席（発言順）

大 森 哲 郎	福 田 正 人	秋 山 一 文	松 岡 洋 夫
徳島大学	群馬大学	獨協医科大学	東北大学

佐 藤 光 源	臺　　　弘	米 田 　 博	小 島 卓 也
東北福祉大学	坂本医院	大阪医科大学	日本大学

岡 崎 祐 士	倉 知 正 佳	豊 嶋 良 一	
三重大学	富山医科薬科大学	埼玉医科大学	

I．前半のディスカッション

　司会（丹羽真一）　西川先生には膨大なお話を体系的かつ非常にわかりやすくご説明下さってどうもありがとうございました。まず最初に前半の内在性のD-セリンのお話に関連したディスカッションをと思います。

　大森哲郎　お話を伺うたびに新しいことがたくさんあって感銘しました。グリシンやD-セリンを足すと統合失調症の症状が良くなるという臨床データですけれども，最近ちょっと調べたことがあって従来型抗精神病薬に足すと効果が出るけれども，clozapine に追加した二重盲検のデータが2つあって，両方とも効果が出ていません。どうしてなのかなと思いましたが，単純に考えれば clozapine が何か間接的にせよ NMDA 受容体に作用があると考えていいのかと思っていますが，西川先生は何かお考えがありますか。

　西川　徹　おっしゃるとおりだと思います。電気生理学的なデータで clozapine が NMDA の機能を促進するというデータがあります。ただし，その効果はあまり強くはありません。一方で，先ほど紹介したグリシンや D-セリンの効果も今臨床で使っているような方法だとあまり強くないことも，clozapine に対して相加的な効果が得られなかった一因かもしれません。

　福田正人　この分野は全く詳しくありませんので，全く初歩的な質問を2つお願いします。1つはグルタミン酸系のサブシステムについてです。たとえばドーパミン系の場合には投射部位によっていくつかシステムがあって，それぞれ働き方が違うということがある程度わかっていると思います。グルタミン酸系はそう長い投射をするわけではないと思いますが，しかしやはりそのようにサブシステムがあるというふうに考えた方がよいのか。それとも，もっと一律な系だと考えた方がよいのか，という質問が第1点です。

平成14年4月12日，埼玉にて開催。

2点目は，薬剤の作用するタイミングについてです。これもたとえばドーパミン系の場合には，ドーパミンが作用するタイミングによって作用が異なり，逆耐性については時々注射をするという投与法の方が逆耐性が成立しやすいという指摘があると思います。グルタミン酸系についても同じようなことがありうるのか。もしありうるとしたら，D-セリンの作用部位に対しては，持続的に作用する仕方が生理的な意味での回復を図りやすい可能性があるのか，というのが2番目の質問です。

西川　どちらも難しい質問ですが，1点目についてはまだよくわかっていないのが現状です。ただグルタミン酸のニューロンの投射を見てみますと，多分役割はかなり違うと思います。大脳皮質に分布するグルタミン酸ニューロンだけをとってみても，一方の大脳皮質から出て対側に投射するものが知られていますし，インターニューロンもあります。また，大脳皮質に起始核をもっていて，たとえば側坐核や線条体をはじめとする皮質下のいろいろな部位に投射していくものがあります。こういう投射様式の違いはサブシステムの存在を示唆しています。

それから，グルタミン酸のシグナルを受け取る受容体にはかなり多くのサブタイプがありますので，ポストシナプス側が各サブタイプをどのぐらいの割合で発現しているのかということを考えてみても，かなり働きは多様になってくるのではないでしょうか。グルタミン酸ニューロンと受容体の，組み合わせ，それによって生まれるシグナルの差，そして最終的には行動レベルでどのような意味があるのかなどはまだわかってないと思います。

ただLTP（long-term potentiation）に関しては，ノックアウトマウスを使った実験から，たとえばある種のサブユニットを破壊したときに脳の部位でいろいろ調べていますが，電気生理学的な波形が変わってくることがわかっていますので，多分そういうことから想像すると先生がおっしゃるように機能的に分化が進んでいるのではないかと想像します。

2点目はタイミングの問題ですが，たとえばD-セリンをどういうふうに投与すれば抗精神病効果があるかという趣旨のご質問かと思います。第一にはD-セリンの機能の特徴を考えてみますと，多分持続的に作用するような投与方法に意味がありそうだというのが私の意見です。先ほどご紹介したグリシンの調節部位が，NMDA受容体の機能発現と調節にとって非常に大きな意味をもっていて，そこが持続的に刺激されていないとグルタミン酸が効かないと言ってよいからです。

グリシン，D-セリンなどが存在しない状態でグルタミン酸を作用させると，十分な神経伝達を示す電気生理的な反応が起こってこないわけです。グリシンあるいはD-セリン自体を単独で投与しても，神経伝達物質で起こるような大きな反応は生じません。したがって，神経伝達物質とは言えないのですけれども，特定の神経伝達が成立する——つまりアゴニストが作用するためには必要だという意味でコ・アゴニストと呼ばれているのです。

ですから，コ・アゴニストのレベルがどういうふうに制御されるかを知ることが，精神機能の調整メカニズムを明らかにする上でかなり重要だと，私自身は感じています。必ずコ・アゴニストを制御する分子システムが存在するはずですので，それを検索中です。さきほどご紹介しました，differential cloning法で検出されたD-セリンに反応する新規遺伝子もその候補ですし，他の神経伝達系などによる調節も重要になりそうです。これらを統合的に制御していくにはどのようにすればよいかは難しい課題ですが，統合失調症の治療法を開発するには是非解決しなければなりません。D-セリンのトランスポート阻害薬のように，持続的に調節するタイプの物質がこのような目的に適しているのではないかと思います。

秋山一文　直接D-セリンの質問ではないのですけれども，最初冒頭にグルタミン酸とセロトニンの問題について少し言及されましたが，あの問題もかなり大事になってくると思うのです。たとえばセロトニン2（S_2）受容体のブロックによる作用があるはずだと言われました。NMDA受容体の拮抗作用をもつPCP（phencyclidine）やMK-801（dizocilpine）によるプレパルスインヒ

ビションの減弱がrisperidoneでは回復されないけれどclozapineやolanzapineでは回復されるということもあるようです。NMDA受容体拮抗作用による精神病状態をS$_2$受容体拮抗薬がどのように調節するのかということを疑問に思ったことがあるのですけれど，先生のお考えがありましたら．

　西川　質問の御趣旨をよく理解してないかもしれないのですが，薬物の作用から統合失調症状の発現を考えて，D$_2$S$_2$アンタゴニストがパーシャルに陰性症状を改善するというときに，S$_2$の役割に対するひとつの説明として成り立つのではないかということなのですが．プレパルスインヒビションがS$_2$受容体を介して発現しているという意味ではありません．

　秋山　プレパルスインヒビションの減弱をどの薬物が回復させるのかを見ていくと，olanzapineとclozapineなどのMARTAでないとそれは回復されない．必ずしもS$_2$のハイパーファンクションだけでいわゆる非定型抗精神病薬の作用というのが説明できるのだろうかと思ったのです．少なくともPCPモデルを見る限りでは．

　西川　先生のおっしゃることもひとつの理解だと思います．もちろん，私は非定型抗精神病薬の陰性症状改善作用がS$_2$遮断作用だけで説明できると考えているわけではありません．プレパルスインヒビションに関しては，臨床症状のどのような側面のモデルなのかということもさらに検討する必要がありそうですが．さきほどのスキームでお示ししたS$_2$受容体を介するセロトニン伝達の過剰では説明できない部分かもしれません．

　秋山　もうひとつよろしいでしょうか．先ほどの質問にも関係しますが，たとえば何かより具体的な認知機能で，D-セリンが何か奏効したという臨床データはありますでしょうか．

　西川　私の知っているのは，ウィスコンシンカードソーティングテストという前頭葉機能検査の結果が改善されたということがあります．

　松岡洋夫　全く臨床的な観点が中心になってしまうのですが，phencyclidine psychosisのNMDAと関係する陰性症状というのは，実際臨床的な統合失調症で見られる陰性症状とどう違うのかということがあります．統合失調症の陰性症状でも多構造的であるという考え方もあって，たとえば最も根源的な欲動意欲面の障害というのもひとつあるでしょうし，それから対人関係面での障害をとる方もいますし，あるいは非特異的なものとして注意の障害ということもあり，かなり多構造的なもので，そういう横断面での異種性みたいなものがあると思うのです．

　それから時系列的にみると，たとえば急性期に陽性症状と一緒に悪くなってくるような陰性症状と，それとあまり関係なく持続的に続くものがあるというのは，統合失調症の陰性症状としても横断的にも縦断的にも，多様な面があるのではないかと私は思います．そういう意味でPCPで出てくる陰性症状というのはどんなものなのかというのが非常に興味があるのです．そのへん，もしおわかりでしたら．

　西川　私がお答えするのはあまり適切ではないかもしれません．というのはphencyclidine psychosisを実際に見たことがないのです．文献だけで知識を得ているものですから，その範囲では今先生がおっしゃったような多様な陰性症状を出しているという記載はあります．何か特別なものだけが目立っているということはないようです．

　それから縦断面のことですが，先生がおっしゃったように陽性症状と一緒に出てくるようなものがモデル化して考えやすいのではないかと思います．というのは覚せい剤でもかなり長く乱用していますと陰性症状様の障害が起こってくるとか，あるいはPCPでも慢性に打ったときには，何か違った種類の陰性症状が起こってくるのではないかという議論もあるからです．今私がお話しした統合失調症様症状は，主に急性の投与の記載をもとにしているので，やはり慢性に起こってくるものは，異なるメカニズムを考えてもいいのではないかと思います．

　司会　話としては大局的な話をいろいろしておく必要があるのだろうと思うのですけれども，統合失調症の発症にこういうNMDA受容体の作用を調節する物質の機能異常が関わっているという仮説ということになると思います．それが内在性のD-セリンの働きの調節の異常が起きていると

いう仮説に沿って考えてみてはどうかという，そういうことになろうかと思います。そういう意味での大きな観点から考えてのご意見を自由に出していただいたらいいじゃないかと思うのですけれども，口火を切るという意味で佐藤先生か臺先生，もしお願いできたらと思うのですけれども。

　佐藤光源　Phencyclidine モデルが何に相当するのか，以前から興味深く見てきましたが，少なくとも海外の臨床データからすると治療反応性がよくない。特に haloperidol などドーパミン D_2 受容体遮断薬に対して反応性がよくない。そこが一番面白いところではないかなと思っております。それを陰性症状と呼ぶかどうかは慎重を要しますが。今日先生のお示しになった D_2 受容体遮断薬に反応する一群のモデルが，methamphetamine 逆耐性モデルであり，反応性が良くない一群のモデルが phencyclidine モデルというように今日紹介なさったことは，臨床的に有意義なことだと思っています。

　内在性のD-セリンがあることを初めて見つけられたわけですし，その受容体もあるのでしょうから，そのリガンドみたいなものがあれば，将来ニューロイメージなどで統合失調症の病態別分類をするのに役立つのではないかと思いました。セリンの結合部位のリガンドの開発は可能なのでしょうか，あるいは今世界的に見て，どのあたりまで研究が進んでいるのか伺いたいと思います。

　統合失調症もヘテロジェネイティーがあって，D_2 アンタゴニストに治療反応性が見られるのは6割程度，残りの4割を何で治療するかという問題に直面していますので，この2つのモデルを使って病態や精神薬理学的な研究を進めるのは大切な戦略であろうと思っています。

　臺　弘　西川先生のお話，大変感心しました。世の中これでも進歩しているのだなと思いました。同じ覚せい剤あるいは薬物の中毒を見るにしても，私が扱ったやり方より佐藤先生のやり方でぐっと近代的になった。それがまた西川さんになってさらに発展した。ここに3代連続仲間が並んだのですが，それぞれに違うなと思っておおいに感心したわけです。

　さて，そうなりますと統合失調症の発症と再発の問題については3人とも，3代ともですか，共通に取り扱いましたけれども，年寄りになると今度は回復のことが問題になります。みなさんご存じのように年をとってくると統合失調症は起こりにくくなります。子供のときに起こりにくいのはわかりますが，年をとって起こりにくくなるのはどういうわけか。いわゆる DSM-Ⅲ では45歳以上は統合失調症と言わないという約束があったのですが，それは取り下げられました。しかし年をとってくると統合失調症になりにくいということは，これもはっきりした事実です。群馬大学から始まった長期転帰調査によると，再発するあるいは良くなったり悪くなったりも両方含めて，その変化は初発から5年の間強いのですが，それから10年の間に減りまして，10年以後になると安定して低い値に固定するようです。回復患者さんたちの会に行きまして，私が「発症15年わかれ道説」というのを，大体20歳で発病すると35から45歳の間が人生のわかれ道になるという話をしました。すると回復した諸君の中から何人も手を挙げまして，俺もそうだ俺もそうだという声が出ました。これは回復の問題になります。これから先はおそらくそっちの方も問題になると思いますので，それのモデルというのはちょっと難しいかもしれませんが，これは治療と密接に関係しておりますので，どうぞそちらの方にも関心を持たれて私たちに教えていただきたいと思っています。

　西川　本当に重要なことばかりご指摘いただきましてどうもありがとうございました。まず佐藤先生のお話で，D-セリン結合部位に作用するリガンドの問題ですけれども確かにそういったもので病態を観察できればよいのですが，現在須原哲也先生が九州大学の薬学部の先生と共同でリガンドの開発をなさっています。いくつか臨床に利用できる可能性のあるものを今作っておられて，私たちも協力したことがあります。D-セリンの濃度が変わるマウスがいるのですが，このような動物ではD-セリンを分解する作用の強い酵素――D-アミノ酸酸化酵素――の活性を欠いているために，D-セリンの濃度がたとえば小脳で非常に高くなります。そういった突然変異マウスを使いますと，開発中のリガンドの結合活性が，著明に

低下することがわかっています．ということは，D-セリンの動態をある程度反映してくれるようなリガンドの開発が可能かもしれないということなので，非常に期待しています．

それから臺先生の方のポイントですけれども，非常に重要なことで，実は既に実験を試みたことがあります．年をとったラットに methamphetamine を投与して今先生がおっしゃったような変化が，つまり，加齢に伴って覚せい剤への応答が変化する時期があって，統合失調症が発症し難くなる時期のモデルになるのではないだろうか，その時期の前後で遺伝子発現を比較することによって，発症が少なくなる分子メカニズムに迫れるのではないかと考えたのですが，実験として大きな問題にぶつかりました．というのは，なぜか老齢ラットは methamphetamine にきわめて感受性が高く，若い成熟ラットに通常使用する量を注射しましたら死んでしまったのです．ただ，この現象はかなり意味のあることで，将来はこの methamphetamine への反応性変化を手がかりにして，加齢に伴って統合失調症が発症しにくくなる分子機構を検討していきたいと思います．どうもありがとうございました．

司会　臺先生，佐藤先生のご経験で，人間のヒロポン中毒が高齢になったときの話というのはありますか．

臺　あまり知らないのです．覚せい剤中毒が多かった時代でも，たとえばヤクザの諸君でもボスは amphetamine の使い方がうまくて，そして適当に自分でもあるところまでいくと止めます．それでもっているのです．チンピラはパーッとやってしまうものだから発症してしまう．一番痛快だったのはヤクザが集まる浅草のあるお寺の住職，これが稀代の悪僧というか偉いお坊さんだか知らないけれど，自分でも覚せい剤中毒をずうっと続けているのに，いいお年なのですがびくともしない．そして「ポン中になるやつはまだ若い」なんて言っているのです．そんな経験ぐらいしかありません．

司会　今の高齢の問題もそうだと思いますけれども，もうひとつ異種性の問題をどう考えていくかというのは，この問題を通しても意味があるのだろうと思うのですけれども，その点では先生何かお考えがありますか．

西川　手前味噌かもしれないのですが，薬理学的な手法をとるとある程度ヘテロジェネイティーには迫れるのではないかと考えているのです．薬物を打ったときに反応する情報処理系というのは非常にたくさんあるはずですが，differential cloning を使うと，統合失調症に関係があるいくつかの系統に関係する分子が見つかる可能性もあるわけです．たとえば，ドーパミン作動薬と NMDA 受容体遮断薬のように，異なる統合失調症様状態を引き起こす薬物群間で，differential cloning の結果について適切な比較をすると，統合失調症に関係した異なるシステムの分子機構が少しずつわかり，今先生がおっしゃったような原因が違う統合失調症に関係した情報処理システムの手がかりになるかもしれないと考えています．

佐藤　岡崎先生や倉知先生もいらっしゃるので，ぜひ神経発達仮説と重ねながらディスカッションできたらと思います．最近，Bayer のツーヒットセオリーというのがありますね．Weinberger が言っているような胎生期における神経発達障害というファーストヒットと青年期の侵襲因子というセカンドヒットが想定されていますね．しかし，私は methamphetamine 逆耐性モデルでは生後から発病までに見られる内因性 sensitization のようなセカンドヒットがあるのではないかと思っています．

それは発症脆弱性ですけれども，胎生期以前のものと生後獲得性のものの 2 つに分けてとらえてよいのではないかと思っています．Zubin もこうした獲得性の脆弱性を記載しています．

ちょっと話が飛びますが覚せい剤精神病の臨床研究では，2 つのことに興味をもっています．

1 つは覚せい剤の乱用で精神病エピソードが発症するまでの潜伏期です．それは逆耐性が起こるまでの期間でもありますが，それには大きな個人差が見られます．2 カ月以内で精神病エピソードが現れる人もいますし，数年かかってから発病する人もいる．

ですから，たとえば逆耐性の形成に関与する *mrt1b* がそういう潜伏期の個人差に関与している

のかもしれない。たとえ mrt1b をもっていても，methamphetamine さえやらなければ発病しないで latent schizophrenia（潜在統合失調症）程度で過ぎるのかもしれない。あるいは mrt1b がドーパミンによる内因性の逆耐性に関与し，ストレスで統合失調症が起こる可能性はないか。お話をうかがいながら，そうしたことを考えていました。

それから臨床研究ではっきりしているもうひとつのことは，覚せい剤精神病になってから乱用をやめると，覚せい剤はいくら長く見積もっても10日もすれば体内から消失すると考えられています。しかし，10日以内に精神病エピソードが回復するのは64%しかいない。残りの36%は，覚せい剤は体内にないのに精神病エピソードが遷延しているわけです。こうした経過と mrt1b との関連はないのか，そのことも気になっています。

アメリカでは，そうした遷延型の症例は統合失調症と薬物依存症の同時罹患と診断していますが，それは操作的な臨床分類であって，病因論的には，ファーストヒットは mrt1b や他の弱い効果しかない統合失調症の関連遺伝子群が関与し，セカンドヒットが覚せい剤なのではないか。

mrt1b は統合失調症の発症脆弱性を形成する内因性逆耐性に関係しているのではないか。Laruelle が内因性の sensitization ということを言っていたので，一言いわせてもらいました。

西川　今，佐藤先生がおっしゃって下さったことについては，私も同じような意見を持っています。たとえば薬物で起こる精神障害は，通常の精神疾患としては起こらないといいますか，薬物に特有の障害として生じるという考え方があると思うのですけれども，佐藤先生がおっしゃったのは必ずしもそうではなくて，薬物が未知の変化を起こして，本来は薬物なしで発症する精神疾患と似た病態を起こしうるということだと思います。

私は以前からそのような考えをもっていまして，先ほど変性疾患とずいぶん病気の起こり方が違うのではないかというのが，まさにその点と関係があるのです。発達に依存して薬物応答を変化させる分子を探っているのは，精神障害を引き起こす未知の作動原理をもった分子が取れるのではないかと期待しているのです。今日時間があればお話ししたかったのですけれども，最初に発達の仕事を始めたときに，精神疾患の発達依存的発症とは別に，もうひとつ興味をもった現象がありました。それはウイルスの持続感染です。

これは全く健康な動物にマウスの髄膜炎ウイルスが持続感染しますと，ある特定のトランスミッターだけの合成が抑えられて，それに関係する機能障害が起こります。あるいは，特定のホルモンの分泌が抑えられて，たとえば成長ホルモンですと小人のマウスができてしまうということがあるそうです。

さらに，こうした持続感染は，健康な動物からT細胞を移植することによって解除される場合があるようなのです。これらの非常に興味深い現象のメカニズムは解明されていませんけれども，私は，マウス髄膜炎ウイルスがゲノムかそれともゲノムのエピジェネティックなコントロールにこれまで知られていない様式で作用して，何らかの表現型を変えてしまうことによって，病気が後天的に起こる可能性があることを示しているのだと考えています。このメカニズムは薬物による持続性の精神障害あるいは精神病状態への脆弱性が形成されることと関係がありそうだと思い注目しています。

かなり長期にわたる持続的変化を起こしてしまうので，今までの普通の意味での感染症とか薬物による影響とはちょっと違って，たぶん佐藤先生がおっしゃったことに関係してくると思うのですけれども，私も薬が持続的に何か異常を起こすという場合には，ゲノムの何か私たちの知らないレベルのコントロールを変えてしまっているのではないかと想像しています。

そういうふうに長期持続的な問題を起こしてしまう因子を知ることができれば，精神疾患の起こる原因を探る上でも少しは役に立つのではないかと考えています。

ですから今佐藤先生がおっしゃったような，発達薬理学的な逆耐性現象の研究ではゲノムレベルに影響する分子を検出するのをひとつの目標にしています。ですから今分子の様子を見てみますと，Mrt1b は，構造的にそれほど既知の分子と

違っていないので，多分目的の「ゲノム調節因子」ではないだろう．ゲノムの高次構造などの，シグナルカスケードを構造的に保つための分子であるだろうから，むしろ Mrt 1 b 以外に検出されているもので，塩基配列からは既知の遺伝子との共通性が全くないものの中に，有望な候補が隠れているのではないかと思うのです．

そういうふうに考えていくと，たとえばウイルス感染が多いときに統合失調症の発症が多かったとか，それがどれぐらい厳密に関係があるのかまだわかりませんけれども，私は，少なくとも一部は薬物によって影響されるようなゲノム調節因子と関係していてもいいような気がします．ところで，ウイルス持続感染のメカニズムは，免疫の先生に伺っても全くわかっていないそうですが，かなり飛躍がありますけれども，逆に薬によるゲノムの異常を考えることで，双方に共通する分子や生物学的原理について，何か突破口が開ける可能性があると私は考えています．

II．後半のディスカッション

司会　どうもありがとうございます．後半の話に移っていますが，どなたか他に．

米田博　先生のお話にはいつも新しいことがつけ加えられて勉強になります．最新の情報については，なかなか発表できない段階のものもあるとは思うのですが，先ほどの differential cloning について何か新しい情報はございますか．

西川　あの候補の中にも入っていますけれど，生後発達の途中から，覚せい剤投与により発現が下がるのもあります．まだ詳しい解析をしていないので，発表できる段階ではないのですけれども….

米田　ニューロンネットワークの発達を考えると，おそらく 1 歳か 2 歳ぐらいまでにニューロンネットワークはほとんど構成されてしまっていて，あとはアポトーシスの過程などで捨てられていく．そこからミエリネーションが始まって，おそらくニューロンネットワークが完成すると考えますと，どこか本当なら消えなくてはならない部分が残っている可能性があります．先生のお話とは逆の方向ですが，抑制できないようなところについても可能性としては考える必要があると思うのですけれども．

西川　そうですね．抑制系が取れていくというのと，何かつけ加わっていくのと両方あるのではないかという話ですね．そうだと思います．ですからアポトーシスとか他のメカニズムでも，特別に抑制していたものがはずれることによって，薬物に対する過剰な感受性が現れる可能性はあると思いますので，検出されたものがそのような抑制に関係があるかもしれません．

小島卓也　発達に関係して薬物の応答が変わってくるという現象に関連する遺伝子を見つけられたということで，非常に重要なことだと思うのですが，その遺伝子の変異が統合失調症で見つかるということになれば，統合失調症と直接関連しているだろうと言えると思うのですけれども，そうでなければ，PCP あるいは amphetamine psychosis と関連するが統合失調症とは直接は関係していないということになるという感じもするのですがいかがでしょうか．

それからもうひとつは，先生のお話の中に統合失調症になりやすい，脆弱性素因，とくに遺伝的な素因というものがお話の中には直接は出ていないと思うのですが，今のお話をそちらの方と関連づけていくには，どんなふうにお考えなのかということをお聞かせください．

西川　そうですね．後半の話のプロジェクトを始めたときは，あまり仮説に頼らない方法を考えたのです．ですから前提とか何か自分たちで特別な概念を作ってやっていくというよりは，それよりも相手の姿が皆目見えないときにどうすればいいかという方法を考えたつもりなのです．高次機能情報システムというのは，発達でも加齢でもだんだん階層的なものを完成させていったり，あるいはそれをとり去っていったりするので，統合失調症に関連するシステムも，それぞれの段階の差を見ることによって少しずつ実体がわかると思います．ですから，まずその手がかりを拾い出す方法として薬物をプローブにして，生後発達に伴う応答変化を利用し特定の回路に関係のある分子を取ってくるということをしたわけです．

今先生がおっしゃった「なりやすさ」については，逆耐性現象が統合失調症に見られる幻覚・妄想状態の発症や再燃の脆弱性モデルだという点で，私たちの研究にも関連してきます。ただし，動物の行動や特定の物質で，現段階で「なりやすさ」を狭く定義してしまうのではなく，*mrt1* のように新たに検出される関連因子を詳しく解析することによって，「なりやすさ」を形成している未知のシステムがだんだんわかってくるのではないかと思います。

また，*mrt1* の変異がなければ関係ないといえるかという点ですが，確かに何か病的な変化がなければ当然統合失調症と関係があるとはいえません。しかし，私は今まで変性疾患で明らかにされてきたようなレベルの変異が見つかるかという点に関しては非常に疑問視しているのです。

たとえば，通常特定の遺伝子の解析というとコーディング領域を調べますね。発現調節に関与する配列としてプロモーター領域を調べることもあります。疑問視しているという意味は，このような解析は主に一次構造を対象としていますが，ゲノムが三次元的に構成されていることやそれに相互作用する蛋白があることも考慮しなければ，精神疾患の遺伝子異常は見えてこないのではないかということです。たとえば，立体的構造も含めた，ヒストン蛋白とゲノム DNA との相互関係は転写効率に大きく影響すると言われています。転写制御の変化は，当然脳機能をシフトさせると推測されます。このような制御面も検出できればよいのですが，現在はその方法がないのですね。いろいろと戦略を思案中ですが，なかなか難しいのが現実です。具体的には，イントロンのところを調べる方法もあるかと思いますが，目的とする遺伝子の異常が，マップされているゲノム領域の相当遠隔の部分にある調節配列の問題だとしたら，その遺伝子および周辺の塩基配列を丹念に調べていても見つけられないことになります。

一方脳では，poly（A）tail を持たないメッセージがかなり出ていると言われているそうです。何を意味しているのかはわかっていませんが，蛋白に翻訳されない遺伝子というのがかなりあって，それらが他の遺伝子の調節に役に立っており，精神疾患で異常がある可能性も考えられるのです。このことに関連して注目されるのは，RNAi という現象です。すなわち，ダブルストランドの RNA を投与すると，配列に対応した特定の遺伝子の発現が抑制されます。これは，今お話ししたように，蛋白に翻訳されなくとも，mRNA またはその断片の形で直接遺伝子発現を制御するシステムがありうることを支持しています。

わかりにくくて申し訳ありませんが，統合失調症に関連する新規因子を探索しているのは，現在全くわかっていないが精神疾患の病因や病態に重要なシステムにアプローチするには，何を調べればよいのかについてのヒントになると考えているからです。ですから，まずは発達薬理学的方法で検出できた *mrt* や *prt* を地道に調べていこうと考えています。

小島 確かに今までの概念にとらわれないで出てきたいろいろな問題について解析を深めていくと，もし統合失調症の本態に触れるような現象が関連しているとすれば，その作業の中でまた次の新しいものが見つかって，それが統合失調症とどこかでつながってくるということが，十分ありうるのではないかと思います。どうもありがとうございました。

司会 今日の新聞に書いてあったのですけれども，人とチンパンジーの遺伝子の差がせいぜい 1～2 ％だけれども，体の中のあちこちのメッセンジャーの発現量を比べると，脳が確か 3 倍以上のメッセンジャーの発現量になっているのに他の臓器は1.5倍とか1.5倍弱だとかいうのがありましたですね。実際，脳ミソ，人間の場合になればなるほどいろいろ情報価値をとりあえずはもたないようなのが，いろいろ発現しているという可能性はありますよね。今，西川先生のおっしゃった，それこそゲノムの方に影響を与えていくというような形で残っていく変化があるとすると，これは岡崎先生どう思いますか。

岡崎祐士 私どもの仮説といいますか，曖昧な仮説ですけれど，何よりも一卵性双生児が浸透率で一致不一致が決まるという，曖昧と言いますかよくわからない概念でやってきたのですけれども，やはりどうもそうではなくてゲノムの中にも

違いがあるのではないかと考えてそれを確かめようとしています。まだ十分根拠はないのですがゲノムの中にも違いがある可能性があることがわかってきました。私たちはわかってきたのではないかと思っているのですが, Nicholas G. Martin らオーストラリアの双生児研究者は, 一卵性双生児は実は相当違うのだと, 違いを作る環境要因と遺伝要因を総ざらい挙げている論文によると, ゲノム内でも相当違うファクターが表現型の違いをもたらすと言っています。その中の1つで私どもはメチレーションに注目しています。先ほどウイルス感染の問題がありましたけれど, 共同研究者の中にレトロウイルス遺伝子（HERV）のリストを作っている基礎研究者がいます。その方はウイルス感染によってそのような遺伝子が活性化されている可能性を考えています。そういった問題を考えないと解決できないのではと, 今一緒にやっている方がいます。その方たちの最近の研究で, DNAのメチル化の年齢変化を調べてほしいとお願いしたのです。

従来わかっていたのが, 子供の時と老年期とを比べると老年期になるとメチル化が全体としては低下するのです。また患者群は対照群よりもメチル化C総量が低い傾向（男性について特に）がありました。組織特異性があるので脳ではどうかわかりません。それぐらいしかデータがないのですけれども。

そんなことから推測をしているというのがありまして, そして最近の大阪大学のアルツハイマー病に関する知見はすごく大事ではないかと思うのですが, プレセニリン2ができるのが実はファミリアルなアルツハイマー病であってごく一部ですよね。転写因子あるいは HMG 1（high mobility group box chromosomal protein 1）は, 従来は核酸の蛋白ですよね, 非ヒストンの核酸の蛋白だったのが酸素欠乏条件に置くと, たとえばそれが増えて正常なメッセンジャーRNAにくっつくとプレセニリン2がたくさん産生されるということです。環境要因によって, 孤発例がたくさんできるのではないかというメカニズムを証明したという報道がありますけれども, おそらく精神疾患もそういったレベルの障害が非常に大きいのではないかということです。先生が先ほどおっしゃったように。

米田 今のお話は, 私たちが今精神科遺伝学ということで中心になってやっている, 遺伝子の変異を見つけようとか遺伝子の突然変異を発見するという方向とは全く違うものです。おそらく遺伝子変異や遺伝子の突然変異が直接統合失調症の発症に関わるものも一部にはあると思うのですが, 統合失調症の発症様式は多因子遺伝形式と考えられていますので, 多くは20個から30個ぐらいの遺伝子と環境因によって規定されるのだと思います。またこのような多くの要因のいろいろな組み合わせによって, 相当の異種性が生まれてくるというのが, 大体のみんなの見方だろうと思います。

先生が先ほどおっしゃったような遺伝子発現に関わるエピジェネティックな問題は, 遺伝学的には別の側面から統合失調症にかなり深く関わっている問題だと思います。エピジェネティックな機構についてはまだまだよくわかっていないところが多いのですが, 病気に直結したようなエピジェネティックな要因も, 最近いくつか見つかってきているわけです。

たとえばがん遺伝子の発現についても, アポトーシスにからんでメチル化の作用によってがんが発現するのかどうかが決められるものもあります。このような機構が明らかになり, 創薬レベルにまで研究が進んできています。ですから統合失調症についてもエピジェネティックな問題は, これから先, しばらくの間はメチル化の問題が中心になってくると思うのですけれども, エピジェネティックな機構をはっきりさせていこうという研究の方向は非常に大事ではないかと私は感じています。

司会 どうもありがとうございました。西川先生への質問の続きですが, たとえばこの *mrt1* なり *prt1* の発現する部位について, c-fos の発現の違いということはわかりましたけれども, 実際に成熟していてたとえば *mrt1* が発現してくる場所というのはどうなっていたのでしょうか。

西川 今先生がご指摘くださったのは本質的なポイントなのですが, まだ準備中といいますか,

プローブを作ってin situハイブリダイゼイションで調べようとしているところです。蛋白レベルでは，今日お見せしたウエスタンブロットに用いた抗体が組織化学で使えるクラスではないので，すぐに検討できなかったという事情があります。

明らかにできれば，逆耐性現象または統合失調症に特異的に関係する回路がどこにあるのかという問題の解決につながります。今日は時間の関係で省略しましたが，それについてサジェスティブなデータは少し持っています。脳の可塑性に関与していると言われている，tissue plasminogen activator（tPA）をコードする遺伝子がありますが，methamphetamine，コカイン，PCPなどの逆耐性現象を起こす薬物をラットに投与しますと，共通して外側前頭葉皮質，前部帯状回，梨状葉などの限られたニューロンに，この遺伝子が発現誘導されることがわかりました。これらの部位では，tPA mRNAの基礎的発現はほとんどありません。逆向性トレーサーを用いて調べてみると，前部帯状回においてtPA mRNAが誘導される細胞は，この部位から側坐核を含む線条体内側部に投射するニューロンの一部であることが明らかになりました。この投射路は逆耐性形成に関与する可能性がありますので，*mrt1b*のメッセージも誘導されるのではないかと期待しています。

岡崎 統合失調症の脳の局所のボリュームが減少しているという知見がありますし，それから組織学的には神経のネットワークが乱れているのではないか，それからその神経伝達が亢進または低下しているというのがあります。統合失調症の脳の病理は何が一次的なものなのでしょうか。

西川 僕がお答えしていいのかどうかわからないのですけれど。

司会 その前に倉知先生。倉知先生が考えている間に自分の手前味噌の話をちょっとさせてもらいます。自分たちはまさに神経発達仮説とドーパミンなりPCPなりに対する反応性を見るということで，例のWeinbergerのところのお弟子さんのLipskaたちが始めている，幼若期に腹側の海馬をイボテン酸で障害してそれが動物の思春期以降にドーパミン系のアゴニストに対する反応性がどうなるとかを見ているわけですけれども，実際生後7日のところでイボテン酸を海馬に入れるのですけれども，それはもうもちろん海馬は小さくなります，障害を受けると。そして生後56日齢という，ちょうど西川先生が出していましたけれども，私たちも生後56日のところで見ていますが，まずドーパミンのアゴニストに対する反応性はぐんと上がるわけです。

それからストレスフルな状況に置いたときのロコモーターはぐんと増えるということで，確かにストレス過敏でドーパミン系に対する過敏さも兼ね備えているということはあるのです。同時にPCPを投与すると，PCPに対する反応性もやはり増強しているのです。

だから先生のおっしゃった，*mrt1*の発現と*prt1*の発現がおそらくそういう動物においては先生のお話を受け入れて，そのままとするとすればその発現が増強しているのだろうと思われます。だから何が先というのはわからないけれども海馬の障害というのを先にやっても生後56日齢ぐらいになると，そういうのが結果としては出てくるというのがあるので，ひとつの可能性としてはそういう動物においてはそっちが先であってもかまわないということだとは思うのです。

西川 発達薬理学的実験で見出した*mrt1*と*prt1*に関しては，もうヒト相同遺伝子のmRNAとゲノムの構造を明らかにしました。今それを統合失調症をはじめとする精神神経疾患の患者さんで解析しているところです。

司会 倉知先生，お言葉を。

倉知正佳 そうですね。ひとつは思春期の問題ですよね，たとえば逆耐性の現象は21日後でないと起きない。

西川 はい。

倉知 21日はかなり大事な時期なわけですね。ただラットの21日というとまだかなり若いですね。

西川 思春期より前です。離乳期です。

倉知 小学生の5〜6歳，人間でいえば。それで統合失調症の発症の時期は思春期といわれているけれども，もっと早いという考えもありますよね。たとえば小学校ぐらいから内的体験とかはいろいろ聞けばあるのだということを中井久夫先生

なんかがおっしゃっていたみたいな。案外早い時期からいろんなことが起きているのかもしれませんね。

司会　でもラットの思春期は28日ぐらいになればもう生殖性は獲得しますから。21日というともうそれにかなり近い時期です。

倉知　近いですか。

西川　動物の専門家の間でも議論があるらしいのですが、生殖可能な時期を目安にすると生後30日前後が思春期ではないでしょうか。ですから21日は思春期より前だと思います。

倉知　それはそれとして。思春期に形成される回路が多分あると思うのです。それでMRIの画像で今中学生と青年期の間を比べているのでは、左の海馬傍回のあたりは青年期に発達してくるのですね。ですからそういう何か内側側頭葉領域に関連する神経回路が思春期に発達してきてそれが精神病症状に関連してくるのかもしれません。Weinbergerは一時精神病回路、サイコーシスサーキットといっていましたかね。

だからそういうものの形成に先生のmrt1も関連してくるのかな。そこで先生、Mrt1bというのは前シナプス側に局在するとおっしゃっていたけど…。

西川　ただあれはホモジネートのプロファイルを見る限りはということで、まだ組織学的に厳密にやっていないので、結論を出すことはできません。

倉知　結局思春期にそこの部位に発現が出てくるのか、それとも思春期にそういうニューロナルネットワークが非常に複雑化してきて、たとえば皮質等に発現しやすくなるということなのですか。もともともっと若い時期からあるけれども、少ないからあまり出てこないけれども、思春期になるとそれが増えてきてわかるようになるということですか。それとも、もう幼若期が全くなくて思春期になって発現してくるもの？

西川　それに関しては私の説明がわかりにくくて申し訳なかったのですが、生後8日齢の基礎的な発現量は高いのです。小さい頃から。むしろ成熟期より高いのです。つまり、発達にしたがって基礎的な発現量はだんだん下がってきて、反応性は3週以降に獲得される。たぶん、mrt1が組み込まれた、逆耐性に関与する覚せい剤応答性回路ができあがるのが3週以降だと言ってよいと思います。ですからmrt1は逆耐性関連回路の指標になると予想されます。

倉知　ああ、そうですか。そういう意味ではどこの回路かということが大切ですね。

西川　そうですね。

岡崎　それは情報処理の回路？

西川　それはわからない。もう少し構造的なものかもしれません。ですからその情報を通すための分子カスケードを構築するのにmrt1bが必要なのかもしれない。あるいはそのものが情報処理のカスケードに含まれているのかもしれない。どちらも考えられます。

岡崎　それにしてもどういう遺伝子なのですか。

西川　そうですね。アダプタープロテインをコードする遺伝子だと考えてよいと思います。その蛋白は、PDZドメインやPXドメインをもつことから、受容体等の膜分子と細胞内の情報伝達系分子あるいは細胞骨格蛋白をつなぐ役割を果たしている可能性があります。

岡崎　シナプトタグミンなどシナプス前部で働くものですか。

西川　分泌に関連するようなものではないと考えられますけれど。よく受容体と相互作用する蛋白に多く認められるPDZドメインをもっています。

司会　内在性のD-セリンの話と今のmrtとかそういう発現に関係する話とこの前半後半の話は先生の頭の中ではどんなふうに結びついているのですか。

西川　まだ、具体的に結びつけるデータは得られていません。これからの研究にかかっていますが、D-セリンにはmethamphetamineの急性効果も抑制する作用もあることから（methamphetamine投与後に見られる移所運動量増加を抑制するが常同行動には効果がない）、どこかでリンクしているのかもしれません。

司会　コグニティブの話でいいますと、僕らP300をやっているではないですか。動物のP300を

とるわけですけれども，たとえばさっきの海馬障害ラットでは障害を受けるのです。面白いことにそれにグリシンを投与しますと改善するのです。ただグリシンというのはすぐなくなってしまうから，効果は長続きしないのですけれども。

臺　D-アミノ酸の合成というのが，生化学の方でどれぐらい進んでいるのだろう。

西川　バクテリアでは，D-アミノ酸を合成するラセマーゼに関する研究がかなり進んでいます。細胞壁を作るのにD-アラニンが必要なのですけれども，アラニンラセマーゼなどはよく知られています。ただそれのホモロジー検索ではこの哺乳類の対応するものがないので，構造が違うのだと思うのですけれども。

臺　作る方もD体がなくちゃできないね。L体からラセミ体ができるのかね。

西川　Johns Hopkins大学のグループが報告したセリンラセマーゼの場合は，L体のセリンをD体にコンバートするのですけれど。Lが豊富にありますので，それが材料になると考えられています。先生がおっしゃるように，D体のアミノ酸をD体にまたコンバートするようなトランスアミネースが生理的にD-セリン合成に関わっている可能性もあります。

臺　ラセミを分ける方法を開発された野依良治先生は生体内のD成分については何も言ってないみたいですね。

西川　そうですね。セリンについては，他にもいろいろな合成経路が考えられ，グリシンからある種のセリンヒドロキシメチルトランスフェラーゼあるいはグリシン開裂酵素系の働きでできる可能性もあるのです。そうすると，元の材料が必ずしもL体でなくともよいことになります。

臺　他にアナロガスな現象というのはあるかな。他の生体内でD体を作り上げる。

西川　そうですね。蚕とミミズではD-セリンができることが知られています。

大森　最近，覚せい剤精神病でドーパミントランスポーターが下がっているという非常にきれいなPET研究が浜松医科大学から出ていました。死後脳研究ですでに何年か前に覚せい剤中毒者のドーパミン神経終末に変性があると出ていたので

同じ所見と思いますし，動物実験とも合致するので，確かなように思います。これは逆にいうと統合失調症では一定には見られない所見なので，統合失調症にはもうひとつも二つも複雑なところがあるということかと思います。やはり統合失調症の場合は，ある一点たとえばドーパミン神経終末といった一点では考えにくくて，神経回路網みたいな形で考えないといけないのでしょう。生化学や分子生物学的研究にそういう発想がどちらかというと少ないなかで，西川先生のお話には回路で考える発想があって，統合失調症の場合どうしても必要なのだろうと思いました。

小島　今の神経回路のことについてですが，私たちの実験，研究でもそういう結果が出ています。いろいろな眼球運動課題をやっている最中の脳の代謝の状態をファンクショナルMRIで調べています。たとえば標的図を記銘させるようなときは眼球運動に関係する視覚野や頭頂眼野あるいは前頭眼野，補足眼野等が賦活され，さらに背外側前頭前野も賦活されます。一方，皮質下では基底核，特にレンズ核の左側が賦活されています。ところが統合失調症の人では皮質の賦活は健常者と差はありませんが，皮質下の賦活がほとんど見られない。次に標的図と少し違う図を比べる比較照合課題では，皮質は健常者と同じように賦活されるが，皮質下では健常者はthalamus視床が両側賦活されるのに統合失調症では賦活されません。次にボタンを押した後の反応を見ると，健常者では右の半球が賦活されているが，統合失調症でははっきりしない。このように課題によって皮質下，皮質，左右の賦活の状態に差が出てきております。また課題によっては統合失調症のほうで健常者よりも前頭前野が賦活され皮質下で賦活されないということもあるわけです。単純ではないわけです。課題や条件によって上下左右前後のバランスが悪くなるということもいえ，臺先生が以前キュービックセオリーとおっしゃっていたことと通じるところがあるように思います。

いずれにしても単に前頭葉の問題というようなものではなくて神経回路網として考える必要があり，さらにそれらが，どういう組み合わせで，どういう順序で，どのような環境にどう対応して賦

活されているのかが問題になってくると思います。また単なる受動的な刺激—反応というような図式でなく，主体側の関わり方を考慮に入れた考えが必要になってくると思います。

　司会　ですから統合失調症の仮説としては，いろいろ神経成長因子の話が出てきていますが，今のmrtとかprtもそういう回路の形成にからんだものである可能性もありますよね。

　西川　その通りですね。ただ，神経回路形成について，私たちの研究テーマ関係でエビデンスがあるのは，むしろD-セリンの方です。幼若期の動物の脳で，D-セリンはグリシンとともに神経の突起伸展促進作用があると報告されています。D体のセリンの分布は，発達に伴って著明に変わります。出生時にD-セリンはどの脳部位でも一様に存在するので，ある発達時期までは栄養因子的に働いて回路形成を助けるのが主な役割で，その後，主たる機能はグルタミン酸伝達を調節することに変わるのかもしれません。ですからD体のセリンが発達途上に何か異常があって，回路形成に何か異常をきたしているという可能性はあると思うのです。

　福田　いろいろな先生方のお話をお伺いして，大変勉強になりました。さきほど倉知先生がいろいろお答えになっていたことをお聞きして感じたことです。統合失調症の病態において脳の構造，つまり脳の体積が変化するということがプライマリーな過程であるのか，それともニューロケミカルな変化がプライマリーで脳構造の変化はそこから二次的に生じてくるのか，あるいは神経回路全体の変化ということ自身がプライマリーな問題なのかということが，非常に重要な問題であることが改めて理解できました。この問題は，これから統合失調症の研究を進めていくうえでどの変化を手がかりにしていくのがよいのか，あるいはどの問題とどの問題を総合的に考えることが重要であるのかということに関わるところですので，この点についてのお考えをぜひいろいろな先生方からいつかの機会にか聞かせていただきたいと思いました。

　司会　どうも大所高所からのご発言をありがとうございました。まだいろいろあるかと思うのですけれども，そろそろ時間ですので豊嶋先生遅れて来られて御発言を求めるのは酷ですけれども大所高所から。

　豊嶋良一　本当に大所高所からの話になってしまいますが，統合失調症という精神現象の謎に対しては，神経科学からのアプローチと同時に，もう一方で，「精神」という現象の特質とはどういうことなのかを探求する現象学的アプローチ，あるいはその特質が「統合失調」という事態のなかでどう変化するのかを探求する精神病理学的なアプローチが必要でもあります。両方向からのアプローチは，究極的にはある未知の，これまでの科学の限界を突破する地点で融合することになる，そういう地点への到達を目指すのが21世紀の精神医学であると考えています。

　司会　ありがとうございました。結論を得る話ではもちろんありませんから話が深まれば楽しいということだと思いますので大分今日は楽しい思いを…。

　臺　みなさんにわが国で最初のSchizophrenia研究会というのができたという話を…。今日は本当に教えられることが多くて，刺激的な会でこういう会をつくってくださった幹事の方々にお礼を申しあげると一緒に，住友製薬の方にも深くお礼を申しあげます。私が第1回のSchizophrenia研究会だと思ったのは，1948年に京都の学会があったときに亡くなった林道倫先生が5人の人を集めまして，6人で私的な小さなSchizophrenia研究会をやったのです。これがたぶん第1回でしょうね。

　どんなメンバーかと言いますと岡山の林道倫先生，名古屋の勝沼精蔵先生これは学長さん，それからその時はもう大阪に来ていらしたか中脩三先生，そして佐野勇さんと私というメンバーですが，生きているのは私だけだ。

　司会　それは結局，先生，どれくらい続いてましたですか。

　臺　これは文部省からの研究費が出た間数年ですね。しかしこんな小さな会が研究会の核にはなったのですが，5人だけが集まったというのは初めてでしたね。皆さんおわかりでしょうが，学長さんと錚々たる先輩の精神科の教授と佐野勇君，

彼が一番元気がよくてしゃべったのですが，僕はどこの助教授かと思ってあれ誰だいといったら大阪大学のインターンだよということでした。インターンから学長までがテーブルを囲んで勝手なことを言ったという当時の懐しいデモクラシーを思い出して下さい。

司会　どうもありがとうございました。というわけでこの会もぜひデモクラチックに運営していただければと思います。西川先生には本当にありがとうございました。改めてお礼したいと思います。

西川　どうもありがとうございました。

■著者略歴■

西川　徹 （にしかわ　とおる）

昭和52年	東京医科歯科大学医学部医学科卒業
	同附属病院神経精神科研修医
昭和54年	国立武蔵療養所神経センター流動研究員
昭和57年	Synthélabo-L.E.R.S研究所（仏）ポストドクトラルフェロー
昭和60年	東京医科歯科大学大学院医学研究科博士課程修了
昭和61年	国立精神・神経センター神経研究所疾病研究第三部流動研究員
昭和62年	同部室長
平成6年	同部部長（平成11年～平成14年まで併任部長）
平成11年	東京医科歯科大学大学院医歯学総合研究科精神行動医科学分野教授

Schizophreniaの分子病態
―内在性D-セリンおよび発達依存的発現制御を受ける遺伝子の意義―

2004年9月17日　初版第1刷発行

著　　者　西川　徹

発行者　石澤　雄司

発行所　株式会社 星 和 書 店
　　　　東京都杉並区上高井戸1-2-5　〒168-0074
　　　　電話　03(3329)0031（営業）／03(3329)0033（編集）
　　　　FAX　03(5374)7186

Ⓒ2004　星和書店　　Printed in Japan　　ISBN4-7911-0550-8

セロトニンと神経細胞・脳・薬物 セロトニンを理解し、新薬の可能性を探る	鈴木映二 著	A5判 264p 2,200円

脳の科学 第19巻増刊号 **ニューロトランスミッター・トゥディ**	「脳の科学」 編集委員会 編	B5判 284p 4,340円

脳の科学 第21巻増刊号 **チャンネル病**	「脳の科学」 編集委員会 編	B5判 276p 5,700円

メラトニン研究の最近の進歩	三池輝久、 山寺博史 監修	A5判 上製 268p 4,500円

現代精神薬理学の軌跡 新しい精神科薬物治療をめざして	村崎光邦 著	B5判 函入 636p 14,000円

発行：星和書店　http://www.seiwa-pb.co.jp　価格は本体（税別）です